职业病诊断标准实施指南

第1卷

新发布职业中毒诊断标准

主编　朱秋鸿　黄金祥

科学出版社

北　京

内 容 简 介

截至 2016 年年底，我国现行的职业病诊断标准共 110 项，其中 69 项为职业中毒诊断标准。近年来，国家卫生标准委员会职业卫生标准专业委员会组织专家对部分职业病诊断标准进行修订，并研制了数项新的职业病诊断标准。本书收集了 2014～2016 年新修订的 13 项职业中毒诊断标准和 1 项新制定的职业中毒诊断标准。主要内容包括标准的诊断及分级标准、制修订内容和依据及正确使用本标准的说明，目的是帮助从事职业中毒诊断的医师更深入理解和掌握新制修订的标准。

本书适合职业病临床医师、卫生监管等专业人员阅读，从事相关工作的其他人员亦可参考。

图书在版编目（CIP）数据

职业病诊断标准实施指南. 第 1 卷，新发布职业中毒诊断标准 / 朱秋鸿，黄金祥主编.—北京：科学出版社，2017.3
　　ISBN 978-7-03-052103-3

　　Ⅰ. 职… Ⅱ. ①朱… ②黄… Ⅲ. ①职业病-诊断-标准-指南②职业中毒-诊断-标准-指南　　Ⅳ.R598.04-65

　　中国版本图书馆 CIP 数据核字（2016）第 050607 号

责任编辑：丁慧颖　杨小玲 / 责任校对：李　影
责任印制：徐晓晨 / 封面设计：吴朝洪

科 学 出 版 社 出版
北京东黄城根北街 16 号
邮政编码：100717
http://www.sciencep.com

北京九州迅驰传媒文化有限公司 印刷
科学出版社发行　各地新华书店经销
*
2017 年 3 月第 一 版　开本：720 × 1000　1/16
2018 年 1 月第二次印刷　印张：7 1/4
字数：116 000
定价：48.00 元
（如有印装质量问题，我社负责调换）

《新发布职业中毒诊断标准》编委会

主 编

朱秋鸿	副研究员	中国疾病预防控制中心职业卫生与中毒控制所
黄金祥	研究员	中国疾病预防控制中心职业卫生与中毒控制所

编 委（按姓氏笔画排序）

万伟国	主任医师	复旦大学附属华山医院
毛丽君	主任医师	北京大学第三医院
吕 玲	主任医师	复旦大学附属华山医院
朱秋鸿	副研究员	中国疾病预防控制中心职业卫生与中毒控制所
齐 放	助理研究员	中国疾病预防控制中心职业卫生与中毒控制所
闫永建	主任医师	山东省职业卫生与职业病防治研究院
杜永锋	主任医师	西安市中心医院
李建平	主任检验医师	西安市中心医院
李思惠	主任医师	上海市化工职业病防治院
余 晨	副研究员	中国疾病预防控制中心职业卫生与中毒控制所
张雪涛	主任医师	上海市化工职业病防治院
张静波	主治医师	同济大学附属上海市肺科医院
张毅南	主任医师	吉林省职业病防治院
夏玉静	主任医师	首都医科大学附属北京朝阳医院
郭伶俐	副主任医师	大化集团有限责任公司医院
黄金祥	研究员	中国疾病预防控制中心职业卫生与中毒控制所

编 务

　　谢晓霜　　主管技师　　中国疾病预防控制中心职业卫生与
　　　　　　　　　　　　　中毒控制所
　　刘　拓　　研究实习员　中国疾病预防控制中心职业卫生与
　　　　　　　　　　　　　中毒控制所

前　言

　　职业中毒是我国当前常见的一类职业病。在职业病诊断实践中，临床医师普遍体会到职业病的诊断是一项技术要求很高且政策性又极强的专业工作，涉及患者的治疗、待遇保障，共同工作的其他人员的健康保护、工作环境的职业卫生评价、用人单位与劳动者之间的关系，以及各级政府的职业病统计与管理决策等。为提高常见职业病的诊断水平，杜绝因不规范的职业病诊断工作带来的人为矛盾和不良后果，医疗卫生人员有必要遵循全国统一的职业病诊断标准和合理的处理原则。

　　近年来，国家卫生标准委员会职业卫生标准专业委员会组织各地职业医学专家对2002年发布的部分职业病诊断标准进行了修订，并研制了数项新的职业病诊断标准。2014~2016年，国家卫生和计划生育委员会新发布和实施的职业病诊断标准共26项，其中涉及职业中毒诊断标准14项。为更好地服务于广大从事职业中毒医疗工作的临床医师，深入理解和掌握新制定和修订的职业中毒标准，国家卫生标准委员会职业卫生标准专业委员会秘书处组织有关专家对职业病诊断标准的制修订和应用、《职业病诊断通则》做出比较详细的阐述，并对新制定的急性碘甲烷中毒，修订的慢性铅中毒，急性四乙基铅中毒，镉中毒，急性氨中毒，急性氟及其无机化合物中毒，急性二氧化硫中毒，急性磷化氢中毒，急性甲苯中毒，氯丁二烯中毒，急性苯的氨基、硝基化合物中毒，丙烯酰胺中毒，铍病和急性二甲基甲酰胺中毒的诊断标准内容和制修订依据进行了说明和解读。

　　值本职业病诊断标准实施指南出版之际，感谢以上标准制修订课题组的负责人和课题参加人员对标准制修订作出的贡献！

　　由于撰写时间较短，书中难免存在不足，殷切期望各位专家和同行不吝指正。

编　者

2017年1月

目　　录

第一章　职业病诊断标准的制定和应用

第一节　职业病诊断标准的功能、适用范围
和基本内容

一、职业病诊断标准的功能

职业病的诊断，无论在方法学上还是在其实际意义上，都与一般疾病的诊断不尽相同。职业病的诊断是一项技术要求很高、政策性又极强的专业工作，涉及接触职业病危害因素劳动者的健康损害的判定，职业病病人的治疗、待遇和保障，工作场所的职业卫生评价，用人单位与从业人员之间的关系，以及职业病统计报告与政府管理决策等。为提高职业病的诊断水平，加强职业病诊断管理，杜绝因不规范的职业病诊断带来的人为矛盾和不良后果，维护劳动者的合法权益，我们有必要制定统一的职业病诊断标准。

职业病诊断标准的主要功能：①规范职业病的诊断；②对遭受职业病危害的劳动者，能在统一标准条件下，得到正确的诊断，并保证诊断的公平、公正；③为诊断后的职业病病人提供及时合理的治疗；④确保被诊断为职业病的病人依法享受国家规定的职业病待遇；⑤为职业病残疾等级评定提供依据。

二、职业病诊断标准的适用范围

职业病诊断标准适用于在职业活动中接触有害的化学、物理或生物因素的劳动者发生职业病的诊断和处理，非职业活动中接触有害的化学、物理或生物因素所致疾病的诊断和处理也可参照执行。当非职业接触有害因素与职业接触途径相同时，其产生疾病可按职业病诊断标准进行诊断和治疗。例如，意外事故泄漏光气引起周围居民中毒与工作场所劳动者发生的光气中毒均系呼吸道吸入所致，均可按照《职业性急性光气中毒的诊断》（GBZ 29—2011）进行诊

断和治疗。当非职业活动中接触有害因素的途径和剂量与职业接触不尽相同时，因为发病的轻重缓急和处理并不完全相同，所以职业病诊断标准只能参照使用。例如，职业接触有机磷杀虫剂的主要途径是经皮肤吸收，引起急性中毒的病情大多较轻，绝大多数为轻度中毒和中度中毒，发生中间期肌无力综合征和迟发性周围神经病比例很低；而误服或口服大量有机磷杀虫剂引起的生活性急性中毒多为重度中毒，患者发病快、病情凶险，常可发生多器官功能障碍综合征，病死率高。生活性有机磷杀虫剂中毒的诊断可参用《职业性急性有机磷杀虫剂中毒诊断标准》（GBZ 8—2002），但在治疗上，生活性口服中毒要彻底洗胃，职业中毒则要彻底清洗皮肤；而在应用特效解毒剂（抗胆碱药阿托品和复能剂氯解磷定等）的用量上，前者一般要大于后者。

三、职业病诊断标准的基本内容

职业病诊断标准通常包括前言、标准的正文和附录三部分内容。

前言除必须有标准的起草单位和主要起草人外，应明确为"根据《中华人民共和国职业病防治法》制定本标准"和提及"本标准按照 GB/T 1.1—2009 给出的规则起草"。如系修订的标准，则应概括叙述本标准与原标准相比主要的修改内容，并列出历次版本发布情况。

标准的正文包括范围、规范性引用文件、诊断原则、接触反应（如无，可不写）、诊断分级或分期标准和处理原则。诊断原则应对该项职业病的主要诊断依据和诊断方法做简要的叙述。诊断分级或分期标准是根据该职业病的特点，将诊断分为若干类别（如急性中毒、慢性中毒；急性×病、慢性×病）或列出疾病名称，并对各类别的诊断提出主要诊断依据，包括职业史、主要的和（或）具有相对特异性的症状、体征和实验室及其他辅助检查结果等，再按病情的严重程度，将诊断分为若干级或期（如无必要或条件尚未完全具备，亦可不分级或分期），列出分级或分期的应明确指标和界限。处理原则应提出该职业病的治疗原则及在整个病程治疗中的注意事项。

标准的附录可分资料性附录和规范性附录两类。资料性附录主要帮助理解标准的内容，以便正确掌握和使用标准，如标准中某些条文的参考资料及正确使用标准的说明等，其应与标准的正文相呼应，给出了有助于理解或使用标准的附加信息；规范性附录给出了标准正文的附加或补充条款，是对标准的技术内容所作的补充，相当于技术内容的一个组成部分。

第二节 职业病诊断标准的制定

一、制定职业病诊断标准的依据

职业病诊断标准是指国家卫生行政部门颁发的具有法规意义的职业病的诊断技术标准（GBZ/T 157—2009）。制定职业病诊断标准的依据包括法律法规依据和科学技术依据。法律法规依据主要有《中华人民共和国职业病防治法》（以下简称《职业病防治法》）、《国家职业卫生标准管理办法》、《职业病诊断与鉴定管理办法》和《职业病分类和目录》等。科学技术依据即为标准化工作理论中提到的科学性标准应是"科学、技术和实践经验的综合成果"，以及要"把截至某一时间点为止的社会所积累的科学、技术和实践经验的综合成果上升为标准，并以此来指导和推动技术的发展"的概念。制定职业病诊断标准完全是依据上述原则来进行的。下面着重阐述制定职业病诊断标准的科学、技术依据。

（一）临床资料

临床经验是认识疾病最直观、最迅速的方法。职业病的临床病例资料的总结和分析可以充分展现所发生疾病规律的实质，包括接触职业病危害因素后发病的潜伏期、症状与体征、实验室和其他辅助检查特点、疾病轻重不同的表现、病程发展过程及其影响因素和转归、病情叠加因素、对治疗措施的反应等。

广泛收集国内外有关职业病的临床资料，并经严格的评价和临床实践的验证，可为制修订职业病诊断标准提供客观依据。其中，临床资料显示的职业病危害因素所致的靶器官损害存在量变到质变的过程，即疾病由轻到重的过程，为提出职业病诊断的起点和分级标准提供了依据。

近年来，引入循证医学方法，通过寻找最佳证据，来提高标准研制的质量和职业病早期诊断的正确率。从临床经验的总结到应用循证医学方法是今后职业病诊断标准研制的方向。

（二）流行病学调查资料

流行病学调查是职业病诊断标准研制工作中常用的方法，其有助于确定劳动者所患疾病与接触职业病危害因素之间的因果关系及接触剂量-效应关系。例如，职业性肿瘤病因关系的确定主要是建立在流行病学调查基础上的。流行病学调查不仅是发现群体效应最直接的手段，也是从中发现个体疾病诊断指标线索的有效武器。掌握和应用临床流行病学调查的方法也是卓有成效地实践循证医学的关键之一。流行病学调查资料揭示的职业病与职业病危害因素之间存在的因果关系、剂量-反应及剂量-效应关系的规律，为确定职业病危害因素和诊断指标提供依据。

（三）实验研究资料

实验研究资料主要为职业病诊断实验室指标及其所用方法的资料。其中，有些诊断指标是临床检验中常用的，如血液学检验、尿液检验、肝功能检查、肾功能检查和骨髓检查等，有些则是职业病诊断所必需的而临床上不常用的实验室检查，如血、尿中化学毒物原形（血铅、尿铅、尿汞、尿镉等）及代谢产物（三氯乙烯中毒时检测尿三氯乙酸含量等）测定，铅中毒时检查红细胞锌原卟啉、尿 δ-氨基-γ-酮戊酸等，苯胺和硝基苯中毒时检查血中高铁血红蛋白，有机磷杀虫剂中毒时检查全血或红细胞胆碱酯酶活力等。后一类实验室检查指标主要提供了接触职业病危害因素的证据，也是职业病病因诊断的佐证。在职业病诊断标准中，凡列出的生物材料中化学物原形或其代谢产物的检测指标，均需提出统一和规范化的配套检测方法。

医学研究的最新成果，如新的检查技术和方法，可为职业病诊断标准的制修订提供新的诊断指标，以早期发现和诊治职业病。在研制职业病诊断标准时，必须充分了解和应用国内外最新的医学科研成果。

二、职业病诊断标准制定的程序和要求

制定职业病诊断标准的原则应包括标准的科学性、可行性及适用范围。具体制定标准步骤包括：提出制定标准计划；批准后，成立以职业病临床医师为主的标准研制组；收集国内外文献资料，并进行严格评价；开展流行病学调研和临床病例观察；起草并提出标准草案（即"征求意见稿"）和编制说明；在广泛征求意见的基础上，标准草案经修改后形成送审稿，连同编制说明、征求意见汇总处理表及标准解读稿等一同上交国家卫生标准委员会职业卫生标准专业委员会审议；只有经国家卫生标准委员会职业卫生标准专业委员会投票获得全体委员 3/4 以上同意的诊断标准,方被认为通过,进而整理成为"报批稿",呈送国家卫生和计划生育委员会批准和发布。

　　所有的职业病诊断标准都是按照规定的程序,通过征求意见、预审和送审、反复修改后形成报批稿。广泛征求相关专家和职业病临床第一线的医师及管理人员的意见,已成为标准研制中不可缺少的步骤。特别是有些涉及面较广、政策性和专业性较强的诊断标准,必须充分听取有关部门、单位和专家的意见,并通过深入研讨,取得共识,才能为标准的顺利通过和发布后的贯彻实施打下扎实的基础。

三、职业病诊断标准所包括的范围

　　我国职业病诊断标准的范围是根据《职业病防治法》配套规章《职业病分类和目录》和《国家职业卫生标准管理办法》的规定,参照国际上的相关规定,结合我国当前职业病危害现状和社会经济发展水平而确定的。职业病诊断标准范围应包括职业病诊断基础标准和各种具体职业病诊断标准两大类。前者包括职业病诊断标准编写指南、职业病诊断名词术语、职业病诊断通则和职业禁忌证的界定。后者有:①职业性尘肺病及其他呼吸系统疾病诊断标准;②职业性化学中毒诊断标准;③职业性皮肤病诊断标准;④职业性眼病诊断标准;⑤职业性耳鼻喉口腔疾病诊断标准;⑥物理因素所致职业病诊断标准;⑦职业性传染病诊断标准;⑧职业性肿瘤诊断标准;⑨其他职业病诊断标准;⑩职业性放射性疾病诊断标准。

　　依据职业病分类和目录范围,我们可制定相应诊断标准并构成诊断标准系列。职业病诊断标准体系覆盖范围的大小直接反映了我国对劳动者的保护及社会、经济发展水平。职业病诊断标准体系应随着社会和经济的发展及科学技术的进步而不断完善。

第三节　职业病诊断标准的应用

一、职业病诊断标准应用

　　职业病防治工作关系到广大劳动者身体健康和生命安全,关系到我国经济可持续发展和构建社会主义和谐社会目标的实现。职业病诊断标准是实施和贯彻我国《职业病防治法》，进行职业病防治工作的技术性依据，对于构建和谐社会、实现社会公平、维护社会稳定、促进社会经济发展都具有重要意义。多年以来，国家职业病诊断标准在我国的职业病防治，保护劳动者健康和相关权益，开展职业卫生执法监督等工作中起到了巨大的作用，在取得明显社会效益的同时，也间接带来了经济效益。

（一）在职业病防治中的意义与作用

职业病诊断标准是诊断和鉴定劳动者是否患有职业病的技术依据。承担职业病诊断工作的医疗卫生机构医师依据职业病诊断标准，结合职业病危害因素接触史和现场调查与评价、临床表现及实验室检查结果等，经综合分析，排除其他致病因素后，做出职业病的诊断和诊断分级。我国已发布的职业病诊断标准，对开展职业人群的健康监护、职业病诊断和职业病患者处理等工作起到了指导作用；对仲裁职业病诊断纠纷、职业卫生监督提供了科学的依据；为鉴定职业病致残程度提供了医学基础。

职业病诊断标准的发布和实施，既保证了职业病病人得到应有的治疗和待遇，又避免了非职业病病人的冒诊而致用人单位和社会保障部门不该承担的经济损失。此外，依据职业病诊断标准检出职业病病人后，可督促用人单位及时采取预防和控制措施，保护其他在岗劳动者免受职业病危害，减少因病缺勤带来的经济损失。

近年来，在职业病的诊断和鉴定过程中，用人单位与劳动者双方在诊断意见上常出现争执，甚至可能因处理不当使矛盾激化和产生对抗冲突，影响社会稳定。职业病诊断标准这一具有权威性的技术性依据，对于化解职业病争议中的矛盾、做出公正判断起到了重要作用。

（二）对突发性公共卫生事件的技术指导作用

职业病诊断标准在应对重大突发性公共卫生事件时，对化学中毒的诊断和急救及事故后病人的处理等方面具有指导作用。近年来，我国曾多次发生液氯泄漏事故，各地医护人员按照《职业性急性氯气中毒诊断标准》及时鉴别接触反应、轻度中毒、中度中毒和重度中毒病人，充分利用有限的医疗力量，使中毒病人得到及时救治，挽救了生命，减少了事故造成的损失，并消除了受到一般影响人群的心理恐慌，维护了社会的稳定。1998年12月至1999年2月江西省发生了因食用有机锡污染的猪油而导致的群体急性有机锡中毒事件。在有关专家的指导下，当地医护人员按照《职业性急性三烷基锡中毒诊断标准》，对食用有机锡污染的猪油者做出了正确的诊断，对中毒病人进行了合理的治疗，成功挽救了中毒病人的生命，并使该事件得到妥善处理。2003年12月23日在重庆开县发生的天然气意外井喷特大事故中，医护人员根据《职业性急性硫化氢中毒诊断标准》及其他相关职业病诊断标准，将收治的病人分成三类：①不同程度的急性硫化氢中毒病人和接触反应者；②因气候、劳累、饮食不适等原因导致的感冒、肠胃炎、支气管炎或肺炎等急性非职业性疾病病人；③因井喷事故诱发或加重原本存在的慢性疾病病人。按照国家法律法规和标准，医护人员对收治的中毒病人进行了伤残鉴定，维护了中毒伤残者的权益。由此可见，职业病诊断标准不仅是诊断和处理职业病的技术依据，而且在应对重大化学事故中发挥了重要作用。

二、正确掌握和应用职业病诊断标准

职业病诊断标准是判断职业病是否存在的准则和临床思维的指南。正确应用诊断标准，必须理解其实质，而不能生搬硬套。在应用职业病诊断标准时，我们应掌握职业病的有害因素（病因）、临床表现和实验室检查结果的综合分析及早期诊断和鉴别诊断等原则。

（一）确定病因的原则

职业病是职业活动中接触有害的化学、物理和生物因素所致的外因性疾病。诊断职业病必须明确病因。确定病因，首先要了解职业接触史，还要结合现场职业卫生学调查结果（包括工作场所空气中有害因素浓度测定资料等），必要时尚需测定血、尿等生物材料中有害因素或其代谢产物的浓度，以作为病因的佐证。例如，诊断铅中毒时，应检测血铅和（或）尿铅；诊断镉中毒时，应检测尿镉等。此外，在某些情况下，必须掌握隐匿性中毒的特点，才能解决在不知情的情况下接触某种化学物以致中毒的病因学问题。

（二）临床表现和实验室检查结果综合分析的原则

因接触职业病危害因素而产生某些症状的前来求诊者所陈述的是自我感觉异常，医师诊断所得到的还有一系列检查结果。这些现象在疾病的早期往往为"非特异性"的，一般缺乏"典型"意义。为了了解疾病对机体的损害作用及其程度，我们有时需要对就诊者进行多次检查和动态观察。在做检查时，我们应选用那些对人体健康无直接危害的并尽量对人的主观感觉无不良影响的检查方法，选用的指标应尽可能比较特异和敏感。只有在经过一番去粗取精、去伪存真的研究和由此及彼、由表及里的思索，也就是利用临床和实验室检查结果的综合分析，我们才能找出疾病的内涵及病程发展规律，获得诊断职业病不可缺少的要素。医疗的基本原则是不以一项孤立的检验数据下结论，也就是不轻易根据一项检测结果下职业病的诊断。对于检测结果异常者，我们应紧密结合接触史、职业卫生调查资料和临床表现等进行综合分析，以确定其是否存在健康损害，并明确该损害是职业病因素所致还是非职业因素所致，即分清是职业性还是非职业性。

（三）早期诊断和鉴别诊断的原则

为保障劳动者的身体健康，预防其出现明显的健康损害和残疾，应强调职业病早期诊断的重要性。所谓健康损害的早期诊断是指"在生物化学、形态学和功能改变尚处在可逆性状态时检测体内环境恒定和代偿机制的障碍"。判断职业病危害因素引起健康损害的基点应建立在早期生物化学、形态学和功能的改变上，而这些改变往往发生在明显的症状和体征之前。职业病诊断标准多以早期发现职业病危害因素所致的可逆性健康损害作为诊断起点，临床医师一定要了解每项职业病标准的诊断起点，只有掌握了职业病诊断的起点，才可能正确进行职业病的诊断分级。为及早发现慢性职业病患者，除要加强职业健康监护外，还要不断探索早期检出职业病的诊断指标。

由于不同病因可引起人体相似的器官损害，不同的损害可有相似的临床表现；反之，相似的临床表现可由不同的病因所引起，因此职业病诊断标准要求在疾病的诊断程序中有鉴别诊断的过程，也就是要在验证所得的诊断分级指标后，还要做到标准的诊断原则中所强调的"排除其他病因引起的有类似表现的疾病"后方可诊断。此外，不少早期检出职业病的诊断指标，敏感度很高，但特异度不高，为提高诊断的准确度，也必须进行鉴别诊断。

三、在临床实践中不断修改和完善职业病诊断标准

目前，颁布的绝大多数职业病诊断标准是在充分总结了我国职业医学科研成就的基础上，参考国外资料研制而成的，反映了国内外的先进水平。其中，

有些标准具有我国特色或为我国所特有，这些为丰富国际职业医学做出了重要贡献。

截至 2016 年年底，我国已制修订职业病及其相关标准共 110 个，其中职业病基础标准 4 个[职业病诊断通则（GBZ/T 265—2014）、职业禁忌证界定导则（GBZ/T 260—2014）、职业病诊断名词术语（GBZ/T 157—2009）和职业病诊断标准编写指南（GBZ/T 218—2009）]，职业性化学中毒诊断标准 69 个，职业性尘肺病及其他呼吸系统疾病诊断标准 6 个，物理因素所致职业病诊断标准 6 个，职业性传染病诊断标准 2 个，职业性皮肤病诊断标准 10 个，职业性眼病诊断标准 4 个，职业性耳鼻喉口腔疾病诊断标准 4 个，职业性肿瘤诊断标准 1 个，其他职业病诊断标准 2 个，尚有技术规范 2 个（职业健康监护技术规范和职业病诊断文书书写规范）。上述涉及劳动者身体健康的职业病诊断标准，除少数基础标准是推荐性国家标准外，绝大多数是强制性国家标准。

这些诊断标准以简明的文字，描述了职业病的临床特点和诊治要点，标准中选择的诊断指标既具科学性和先进性，又切实可行，便于掌握和应用。诊断标准具有简明扼要、重点突出、便于应用等特点。需要指出的是，在发生多人急性中毒的突发事故时，如能按诊断标准来统一医务人员的认识，并依据标准来分拣轻重患者和制定相应的治疗方案，则对整个抢救工作是十分有益的。因此，不仅职业病科专职医师应熟悉和执行这些标准，内科、急诊科医师也应熟悉和掌握这些标准。在实际应用时，一定要认真阅读和领会标准的全文和附录，特别是资料性附录（正确使用本标准的说明）。当然，诊断标准并不是完美无缺和一成不变的。随着在临床实践中对疾病认识的深入和科学技术的进步，职业病诊断标准一方面要在实践中加以验证，另一方面又要不断进行修订，加以完善。对已颁布并在全国应用满 5 年的职业病诊断标准，要求根据职业医学和临床医学的进展进行修订。例如，在原有机磷农药中毒的诊断标准中，限于当时的认识，尚未提及"中间期肌无力综合征"。2002 年发布的标准中，则增加了该方面内容。又如，近几年我国出现了数百例职业接触三氯乙烯引起的药疹样皮炎病人，临床上以皮肤损害、发热、肝脏损害和浅表淋巴结肿大为主要表现，发病机制属变态反应。因为该病与急性三氯乙烯中毒是两种完全不同的疾病，无论发病机制、诊断要点及治疗原则均有明显差异，所以研制和发布了《职业性三氯乙烯药疹样皮炎诊断标准》（GBZ 185—2006）。随着 2013 年修改后"职业病分类和目录"的发布，目前国家卫生标准委员会职业卫生标准专业委员会正抓紧对新增职业病诊断标准进行研制和审查，其中绝大多数职业病的诊断标准已通过国家卫生标准委员会职业卫生标准专业委员会审议，并将陆续被发布。

（黄金祥）

参 考 文 献

何凤生. 2003. 职业病诊断标准研制与应用的动态. 中国工业医学杂志，16（2）：65-66.

史安俐，李春生，王有森. 2000. 卫生标准概论. 北京：人民卫生出版社，452-471.

苏志. 2004. 加强合作，寻求综合推进职业卫生安全之路. 中华劳动卫生职业病杂志，22（1）：1-2.

卫生部卫生法制与监督司. 2002. 中华人民共和国职业卫生法规汇编. 北京：中国人口出版社，2-26，28-32，123-129.

Harris JS，Glass LS，Mueller KL，et al. 2004. ACOEM Practice Guidelines Committee. Evidence-based clinical occupational medicine：updating the ACOEM occupational medicine practice guidelines.Clin Occup Environ Med，4（2）：341-360.

第二章　职业病诊断通则

第一节　制定《职业病诊断通则》的目的

职业病是指企业、事业单位和个体经济组织等用人单位的劳动者在职业活动中，因接触粉尘、放射性物质和其他有毒、有害因素而引起的疾病。近年来，随着我国经济快速发展，新技术、新材料、新工艺的广泛应用，以及新的职业、工种和劳动方式不断产生，劳动者在职业活动中接触的职业病危害因素更为多样、复杂。国家卫生和计划生育委员会（以下简称卫生计生委）于2013年12月30日公布了其与人力资源社会保障部、安全监管总局、全国总工会共同印发的《职业病分类和目录》，将职业病调整为10大类132种（含4项开放性条款）。在新增加的18种职业病中，7种已经有诊断标准，11种尚无诊断标准，且难于在短时间内研制和发布这些诊断标准。制定职业病诊断通则，则可据此对尚无诊断标准的职业病或某些开放条款规定的职业病进行诊断，同时也可对今后新出现的职业病的诊断提供依据。根据卫生计生委的意见，职业病目录的修订将建立动态机制，也就是说今后会继续遇到新增职业病暂无诊断标准的状况，故必须有《职业病诊断通则》来指导职业病的诊断。同时，用"诊断通则"或"一般原则"指导职业病诊断也是国际上许多国家通行的惯例。

目前，《职业病分类和目录》中尚无诊断标准的职业病包括：金属及其化合物粉尘肺沉着病（锡、铁、锑、钡及其化合物等），硬金属肺病，铟及其化合物中毒，溴丙烷中毒，碘甲烷中毒，激光所致眼（角膜、晶状体、视网膜）损伤，冻伤，艾滋病（限于医疗卫生人员及人民警察），莱姆病，毛沸石所致肺癌，胸膜间皮瘤，煤焦油、煤焦油沥青、石油沥青所致皮肤癌，β-萘胺所致膀胱癌，股静脉血栓综合征，股动脉闭塞症或淋巴管闭塞症（限于刮研作业人员）。这些职业病的诊断标准正在积极研制中，一旦这些诊断标准正式颁布，在诊断时则以具体职业病的诊断标准为准。

第二节　《职业病诊断通则》标准的制定与起草原则

一、通用性原则

　　《职业病诊断通则》的正文按先总述后分述的顺序，先说明职业病诊断的基本原则，再分别描述职业病诊断通用要求。通则中所述职业病诊断的各项原则是诊断时需遵循的通用原则，即经实践证明的共性的特征，不涉及具体疾病的特征性表现。职业病诊断的实质是接触职业病危害因素与疾病之间因果关系的确定。在因果关系判定时应注意时序性原则、生物学合理性原则、生物学特异性原则、生物学梯度原则及可干预性原则。

二、编　制　原　则

　　职业病的诊断应符合疾病诊断的基本逻辑程序，并结合职业病诊断的特点。职业病的诊断作为临床疾病诊断，其逻辑过程也应该首先是有无疾病和何种疾病的判定，在疾病确实存在的情况下，再进行职业接触的判定，最后将疾病和职业接触联系起来，做出因果关系的判定。在国外制定的职业病诊断原则和相关书籍中，一般将疾病认定置于诊断过程的首位，故本标准在职业病诊断通用要求中，按疾病认定原则、职业病危害因素判定原则、因果关系判定原则三个章节给予具体描述。

三、《职业病诊断通则》各项技术内容依据

1. 《职业病诊断通则》的适用范围

　　所谓《职业病诊断通则》，是根据职业病和职业病危害因素暴露的特点，规定职业病诊断的基本原则和通用要求。本标准不仅符合国际惯例，也是我国颁布新的《职业病分类和目录》后所急需的。《职业病诊断通则》标准适用于指导国家公布的《职业病分类和目录》中职业病（包括开放性条款）的诊断和职业病诊断标准的制定，尤其适用于《职业病分类和目录》中新增加的尚无诊断标准的职业病的诊断。已颁布相应诊断标准的职业病，在临床应用时应以颁

布的标准为准。职业性放射性疾病因另有诊断通则，本标准不适用于职业性放射性疾病的诊断。

2. 《职业病诊断通则》中各项原则的确定

笔者所在课题组参考了国际劳工组织（ILO）的国际职业病目录（《职业病的鉴别和认定的一般标准》，2010 年修订版）、欧盟 2009 年颁布的职业病诊断导则（Information Notices on Occupational Diseases：A Guide to Diagnosis）及《中华职业医学》、《全国职业病医师培训考核指定教材：职业中毒》等资料，确定《职业病诊断通则》应包括疾病认定原则、职业病危害因素判定原则、因果关系判定原则三大部分。而在因果关系判定时应注意时序性原则、生物学合理性原则、生物学特异性原则、生物学梯度原则及可干预性原则，本标准对这些原则做了比较详细的阐述。

3. 职业病诊断中起补充参考作用的有关因素

累积接触量、迟发性职业病、流行病学资料和健康监护资料的应用、鉴别诊断等问题是诊断过程中需特别注意的问题，为职业病的正确判断提供重要参考，也是进行因果关系判定的补充，这部分内容作为本标准的资料性附录在通则的附录 A 中说明。

4. 关于诊断起点

职业病的临床表现多种多样，职业病危害因素理化性质不同，累及的靶器官不同，产生健康危害效应的时间和效应的表现也各不相同，通则中对诊断起点应用了"最低累积接触量"的概念，对有明确剂量-效应关系的职业病诊断时是必须考虑的。通则只给出诊断时需遵循的通用原则，即经实践证明的共性的特征，不涉及具体疾病的特征性表现。

第三节　正确使用《职业病诊断通则》

《职业病诊断通则》标准中所列原则是职业病诊断时需遵循的基本原则。每种职业病都有自身特征性的表现，在应用本标准诊断具体的职业病时，需根据这些原则，以劳动者职业病危害因素接触史和工作场所职业病危害因素检测情况、疾病的临床表现及相应的实验室和其他辅助检查结果为主要依据，按照循证医学的要求进行综合分析，并排除其他类似疾病，才能做出诊断。

为正确使用《职业病诊断通则》，应当全面理解和掌握本标准正文的各项条款及正确使用标准的说明。在用《职业病诊断通则》判断劳动者出现的疾病是否为职业病时，一定要满足下述三个基本条件：①确定工作场所中存在致病物质（职业病危害因素明确）；②该疾病的医学所见与接触的致病物质所产生的效应相一致（疾病与接触的职业病危害因素存在因果关系）；③有足够的证据支持该疾病是由职业因素引起，而不是非职业因素所致（病因的鉴别）。当然，职业病诊断首先需确定有疾病的存在。职业病医师在对不同系统或靶器官的疾病认定时，尤其是对相对复杂的疾病认定时，可会同相应的临床（专科）医师做出诊断，以保证疾病临床诊断的科学性和正确性。此外，必须强调除过敏性疾病外，绝大多数职业病与职业病危害因素接触之间存在剂量-效应和（或）剂量-反应关系，即接触的职业病危害因素应达到一定水平才可能引起职业病；接触水平越高、接触时间越长，职业病的发病率就越高或病情越严重。

总之，《职业病诊断通则》要求从事职业病诊断的医师必须熟练掌握"疾病认定、工作场所职业病危害因素认定和疾病与职业病危害因素之间因果关系认定"这些基本功，以能胜任职业病的诊断工作。

（余　晨　李德鸿）

参 考 文 献

《职业病诊断与鉴定管理办法》（卫生部令第 91 号）. 2013. 北京：中国法制出版社.

何凤生. 1999. 中华职业医学. 北京：人民卫生出版社.

黄金祥，何凤生. 2010. 全国职业病医师培训考核指定教材：职业中毒. 北京：化学工业出版社.

张敏译. 2012. 职业病的鉴别和认定：将疾病列入国际劳工组织职业病目录的标准. 北京：中国科学技术出版社.

中华人民共和国职业病防治法（中华人民共和国主席令第 52 号）. 2012. 北京：中国法制出版社.

European Communities. 2009. Information notices on occupational diseases: a guide to diagnosis. Luxembourg: Office for Official Publications of the European Communities.

第三章　职业性慢性铅中毒的诊断

职业性慢性铅（lead，Pb）中毒是在职业活动中，较长时间接触铅烟或铅尘所致的以神经系统、消化系统、造血系统损害为主的全身性疾病。

一、诊断及分级标准

于 2015 年 12 月 15 日发布，并于 2016 年 5 月 1 日实施的《职业性慢性铅中毒的诊断》（GBZ 37—2015）中，将慢性铅中毒分成轻度、中度和重度三级。

1. 轻度中毒

（1）血铅≥2.9μmol/L（600μg/L）或尿铅≥0.58μmol/L（120μg/L）；且具有下列一项表现者：①血红细胞锌原卟啉（ZPP）≥2.91μmol/L（13.0μg/gHb）；②尿 δ-氨基-γ-酮戊酸≥61.0μmol/L（8000μg/L）；③有腹部隐痛、腹胀、便秘等症状。

（2）络合剂驱排后尿铅≥3.86μmol/L（800μg/L）或 4.82μmol/24h（1000μg/24h）者，可诊断为轻度铅中毒。

2. 中度中毒

在轻度中毒的基础上，具有下列一项表现者：①腹绞痛；②贫血；③轻度中毒性周围神经病（参见 GBZ/T 247）。

3. 重度中毒

在中度中毒的基础上，具有下列一项表现者：①铅麻痹；②中毒性脑病。

二、修订内容和依据

GBZ 37—2015 与 GBZ 37—2002 相比主要修改如下：

1. 增加了血铅、尿铅和血锌原卟啉测定方法规范性引用文件

GBZ 37—2002 标准的"规范性引用文件"中，仅列出 GB/T 16180，而未列入对铅中毒诊断十分重要的生物材料中铅含量测定的规范化方法。本次标准修订增加了原卫生部发布的测定方法，即尿中铅的石墨炉原子吸收光谱测定方法（WS/T 18），血中锌原卟啉的血液荧光计测定法（WS/T 92），血中铅、镉的石墨炉原子吸收光谱测定法（WS/T 174），尿中 δ-氨基乙酰丙酸的分光光度测定法（WS/T 23）。

2. 删除了观察对象

GBZ 37—2002 标准将"尿铅≥0.34μmol/L（70μg/L）或 0.48μmol/24h（100μg/24h）；血铅≥1.9μmol/L（400μg/L）；络合剂驱排后尿铅≥1.45μmol/L（300μg/L）而＜3.86μmol/L（800μg/L）者"定为观察对象，这部分劳动者尽管尿铅或血铅升高，但未达到诊断中毒指标，即还不属于铅中毒。考虑到观察对象不属于诊断标准的内容，且对这部分劳动者的处理已经在《职业健康监护技术规范》（GBZ 188）中进行了规定，故本次标准修订删除了观察对象条款。

3. 在慢性轻度中毒诊断中删除了血红细胞游离原卟啉（EP）指标

GBZ 37—2002 标准的轻度中毒诊断中，同时列出血红细胞游离原卟啉（EP）和血红细胞锌原卟啉（ZPP）两个指标。由于这两个指标的临床意义相同，而 EP 测定比 ZPP 要复杂，因此我国用 EP 作为铅中毒诊断指标越来越少。本次标准修订从方便诊断出发，将 EP 指标从职业性慢性轻度铅中毒诊断条款中删除，仅保留了测定快速简单的 ZPP 指标。

4. 增加了附录 B（资料性附录）

生物材料中铅检测的质量保证可参照国家颁布的生物材料中铅测定的相关质量保证要求和 WHO 的最新指南，从而形成了本标准的附录 B。其目的是强调客观检测指标作为铅中毒诊断依据的重要性。

作为用于诊断铅中毒的实验室指标有别于一般临床实验室要求。国内外的铅中毒普查和临床实践证明，要准确表达广泛存在于自然界的铅引起中毒的各项指标，必须要从经常被忽视的样品采集、传递、运输及检测分析等方面进行理论和实践相一致的质量控制,必须有一套严格的、切实可行的质量保证措施,以保证检测结果的准确性和可靠性。样品采集一定要充分考虑到可能存在的环境污染;对超出标准曲线的高浓度样品进行分析时,应用方法中使用的稀释剂准确稀释后进样;应以能准确表达基体相同或近似的标准物质作为评价检测质量的标准。本次标准修订增加了《生物材料中铅检测的质量保证》的附录。

三、正确使用本标准的说明

(一)适用范围

(1)《职业性慢性铅中毒的诊断》(GBZ 37—2015)适用于职业活动中接触铅烟或铅尘引起的慢性铅中毒的诊断及处理。

(2)职业性急性铅中毒罕见,其临床表现与慢性铅中毒不尽相同,故GBZ 37—2015不适用于职业性急性铅中毒的诊断和处理。

(二)铅中毒实验室检查指标

1. 各项检测指标的合理应用

根据我国诊治铅中毒工作的实践经验和全国铅中毒诊断标准修订协作组的科研总结,仅凭某一单项检测指标诊断铅中毒,往往有漏诊或误诊的可能,应该几项指标联合应用,以取长补短。例如,开展铅作业工人普查时,一般可选用血铅和(或)尿铅与血ZPP指标进行筛检;在遇到疑似铅中毒所致腹绞痛患者时,可先进行尿粪卟啉半定量测定,并留尿和采血做尿铅和血铅等检查,以很快协助诊断和全面分析病情。特别需要强调指出的是,千万不要以某项指标一次检测结果异常而轻易下结论,必须结合接触史、现场调查资料、临床表现和其他实验室检查综合分析后,方可做出诊断。

2. "三值"

(1)"三值"的提出:既往慢性铅中毒尿铅和血铅的诊断起点均为正常上限。随着研究的深入,人们逐渐认识到生物材料中化学物质或其代谢产物含量超过正常上限值,并不意味着机体已产生有损健康的生物效应;只有达到一定剂量和作用时间才会影响健康;在"正常上限值"和产生"有损性健康效应水平"之间尚存在无损性效应或效应不清的剂量范围；有损健康的生物效应又可分为亚临床和临床两类、可逆和不可逆两个阶段。这些认识的提高及生物材料检测可用于生物监测、健康监护和职业病诊断，经过非职业接触人群本底值调查，机体内外部接触剂量、剂量-反应关系和剂量-效应关系资料的研究，就产生了相应的评判标准和名词。所谓"三值"，即正常参考值、职业接触限值和诊断值，就是根据上述理论和研究实践而来的。

（2）铅中毒实验室检测指标的"三值"：在统一的检验方法并伴严格质控的条件下，通过全国性的调研，采用判别分析法得出了铅中毒常用的实验室检测指标的"三值"，结合我国有关文献，建议的"三值"见表3-1。从表中可见，随着分析测试仪器的进步，并在检测过程的每个环节上采取质量保证措施，血铅和尿铅的正常参考值均较过去为低。例如，GB 11504—89 标准提出的尿铅和血铅的正常参考值上限分别为0.39μmol/L（80μg/L）和2.48μmol/L（500μg/L），而从 GBZ 37—2002 标准起点已分别改为 0.12μmol/L（25μg/L）和 0.97μmol/L（200μg/L）。现标准仍然沿用 GBZ 37—2002 标准的相关诊断理念和数值，以诊断下限值作为诊断轻度铅中毒的起点值。

表 3-1　铅中毒实验室检测指标的"三值"

检测指标	正常参考值	职业接触限值	诊断下限值
血铅μmol/L（μg/L）	0.97（200）	1.94（400）	2.91（600）
尿铅μmol/L（μg/L）	0.12（25）	0.34（70）	0.58（120）
血锌原卟啉μmol/L（μg/g Hb）	1.34（6.0）	1.79（8.0）	2.91（13.0）
血原卟啉μmol/L（μg/L）	1.34（750）	2.23（1250）	3.56（2000）
尿 δ-氨基-γ-酮戊酸μmol/L（μg/L）	22.9（3000）	30.5（4000）	61.0（8000）

3. 铅中毒实验室检查的质量保证

在检测铅中毒各项实验室指标时，必须伴有一套严格的、切实可行的质量保证措施，以保证检测结果的准确性和可靠性。质量保证应贯穿于检测的全过程，从样品的选择、采集、运输、保存、分析前的预处理、分析测试、实验记录、结果的计算和报告等环节都要有质量把关。仅有分析检验的质量控制，并不能保证获得准确可信的测定结果。在检测血铅和尿铅时，应特别注意采样及测试过程中的污染问题。例如，收集标本的容器未清洗干净或在铅污染的作业环境中采样，可使测定结果偏高。为了操作方便，检查尿铅时建议用广口聚乙烯塑料瓶收集一次晨尿样约 100ml。

4. 检测方法

原卫生部已先后颁布血铅、尿铅、EP、ZPP 和尿δ-ALA 测定方法的推荐性行业标准[尿中铅的石墨炉原子吸收光谱测定方法（WS/T 18—1996）、血中铅、镉的石墨炉原子吸收光谱测定方法（WS/T 174—1996）、血中锌原卟啉的血液荧光光度测定方法（WS/T 92—1996）、尿中δ-氨基-γ-酮戊酸的分光光度测定方法（WS/T 23—1996）]，在检测这些指标时，应按标准规定的方法和操作规程进行。

（三）临床特征

（1）慢性铅中毒患者虽可出现神经系统、消化系统和血液系统的各种临床表现，但轻度中毒患者症状和体征可不明显，且缺乏特异性，仅可作为诊断的参考。

（2）对接触较高浓度铅的工人，一旦出现腹绞痛，应首先考虑到铅中毒性腹绞痛的可能，并做好与其他原因引起腹痛的疾病的鉴别诊断，以免误诊和漏诊。

（3）随着劳动条件改善，目前我国铅中毒性脑病、铅麻痹垂腕等已少见，但在某些乡办和个体炼铅企业，尚存在重度中毒患者，应引起重视。

（4）病症表现说明

1）慢性中毒性脑病：慢性重度铅中毒可发生中毒性脑病，患者可先出现反应迟钝、注意力不集中、抑郁、孤僻、少语、易激动、定向力减退等。病情发展可急可缓，进而表现出剧烈头痛、呕吐、视物模糊、狂躁或痴呆、幻觉、迫害妄想、谵语或不同程度的意识障碍及癫痫样抽搐等。

2）腹绞痛：为铅中毒特征性临床表现。患者发作前常有腹胀或顽固性便秘，为突然发作的腹绞痛，部位多在脐周，疼痛呈持续性伴阵发性加重，每次发作约持续数分钟至数小时。因疼痛剧烈，患者面色苍白、焦虑、急躁不安、出冷汗，并常弯腰屈膝，手按腹部以减轻疼痛。

3）铅麻痹：铅对周围神经系统的损伤以运动功能受累较著，主要表现为伸肌无力，重者出现肌肉麻痹，亦称为铅麻痹，如垂腕、垂足。由于桡神经支配的手指和手腕伸肌无力，使腕下垂，称为垂腕；腓神经支配的腓骨肌、伸趾总肌无力，使得足下垂，称为垂足。

（四）驱铅试验

诊断性驱铅试验主要用于一些长期在超过国家卫生标准环境下工作的铅作业工人，有临床症状而铅实验室检测指标仍低于职业接触限值（表 3-1）者。驱铅试验是将药物依地酸二钠钙 1.0g，加入到 5% 葡萄糖溶液内缓慢静脉注射或静脉滴注。建议收集 24h 尿进行铅测定。对诊断性驱铅试验的尿铅值，应参照标准并结合具体情况而定。

（五）驱铅治疗

驱铅治疗常用依地酸钙钠、二巯丁二酸钠注射及二巯丁二酸胶囊（DMSA）口服。一般 3～4d 为一疗程，两疗程间隔停药 3～4d。所用剂量及疗程应根据患者临床表现、用药后尿铅的排出量等具体情况并结合药物的品种而定。轻度铅中毒治疗一般不超过 3～5 个疗程。

（李建平　杜永锋）

参 考 文 献

陈绯，张健，杜艳秋. 2015. 慢性铅中毒 32 例临床分析. 中国工业医学杂志，28（5）：340-341.

丁春光，潘亚娟，张爱华，等. 2014. 中国八省份一般人群血和尿液中铅、镉水平及影响因素调查. 中华预防医学杂志，48（2）：92-96.

王世俊. 2000. 铅中毒的解毒疗法. 中国医学，35（7）：18-20.

张基美，吴宜群，黄金祥. 1996. 慢性铅中毒诊断指标与诊断标准的研究. 中国工业医学杂志，9（5）：257-262.

Kianoush S，Sadeghi M，Balali-Mood M. 2015. Recent advances in the clinical management of lead poisoning. Acta Med Iran，53（6）：327-336.

第四章 职业性镉中毒的诊断

职业性镉（cadmium，Cd）中毒是职业活动中吸入过量的镉化合物烟尘所致的疾病。急性中毒以呼吸系统损害为主要表现；慢性中毒引起以肾小管病变为主的肾脏损害，亦可引起其他器官损害。

一、诊断及分级标准

于 2015 年 12 月 15 日发布，并于 2016 年 5 月 1 日实施的《职业性镉中毒的诊断》（GBZ 17—2015）中，将镉中毒分成急性镉中毒和慢性镉中毒两种。其中，急性镉中毒分为轻度、中度、重度三级；慢性镉中毒分为轻度、重度两级。

（一）急性镉中毒

1. 轻度中毒

短期内吸入高浓度氧化镉烟尘，在数小时后出现咳嗽、咳痰、胸闷、乏力等症状，两肺呼吸音粗糙，可伴有散在的干、湿啰音，胸部 X 线检查表现为肺纹理增多、增粗、延伸或边缘模糊，符合急性气管-支气管炎表现（参见 GBZ 73）。

2. 中度中毒

在轻度中毒的基础上，出现下列表现之一者：①急性肺炎（参见 GBZ 73）；②急性间质性肺水肿（参见 GBZ 73）。

3. 重度中毒

吸入高浓度氧化镉烟尘后，出现下列表现之一者：①急性肺泡性肺水肿（参见 GBZ 73）；②急性呼吸窘迫综合征（参见 GBZ 73）。

（二）慢性镉中毒

1. 轻度中毒

一年以上密切接触镉及其化合物的职业史，尿镉连续两次测定值高于 5μmol/mol 肌酐（5μg/g 肌酐），可伴有头晕、乏力、腰背及肢体痛、嗅觉障碍等症状，实验室检查具备下列条件之一者：①尿 $β_2$ 微球蛋白含量在 9.6μmol/mol 肌酐（1000μg/g 肌酐）以上；②尿视黄醇结合蛋白质含量在 5.1μmol/mol 肌酐（1000μg/g 肌酐）以上。

2. 重度中毒

在慢性轻度中毒的基础上，出现慢性肾功能不全，可伴有骨质疏松症或骨质软化症。

二、修订内容和依据

GBZ 17—2015 与 GBZ 17—2002 相比主要修改如下：

1. 删除了观察对象

GBZ 17—2002 将"尿镉测定连续两次在 5μmol/mol 肌酐（5μg/g 肌酐）以上，尚无慢性镉中毒的临床表现"者定为观察对象。其原意是要对尿镉升高达一定水平但尚未出现肾小管重吸收功能障碍的劳动者加强健康监护。由于观察对象并不属于职业病范畴，且我国现行法律法规中并没有明确适用于观察对象的条款。在实际应用过程中，因为对观察对象条款内容的误解，易出现一些纠纷，为避免产生异议和误解，本次标准修订删除了观察对象的相关条款。

2. 明确了引起慢性中毒的最短接触时间

镉在体内的代谢动力学特点决定了出现尿镉升高需要一定的时间。镉及其化合物进入体内后，90%以上在红细胞内，经血液循环分布到全身组织器官。体内的镉主要蓄积在肝和肾中。长期接触低浓度镉后，肾脏约潴留 30%。蓄积到一定程度即出现尿镉的升高，随着时间的延长逐渐引起肾小管近端重吸收功能的障碍。因此，从接触镉及其化合物到出现尿镉升高并引起肾损害需要有相当的时间。本次收集的慢性镉中毒病例，从开始接触镉到出现低分子质量蛋白尿最短为两年，从保护劳动者健康角度考虑，GBZ 17—2015 标准把引起慢性中毒的接触时间定为不少于一年。

3. 删除了规范性引用文件中的金属烟热诊断标准

金属烟热是在镉的冶炼、铸造、使用过程中，因防护不当，劳动者吸入氧化镉烟而出现体温骤起升高和血液白细胞计数升高等。金属烟热呈急性发作，无慢性进展过程和后遗症。常在接触高浓度金属氧化物烟后 6～12h 内骤起头晕、疲倦、乏力、多汗、发热、畏寒、寒战等，体温升至 37.5℃以上，血白细胞计数升高。除白细胞数大于 $20 \times 10^9/L$ 以上者往往要持续 24h 外，一般于 4～12h 恢复正常。因金属烟热不属于镉中毒的范畴，所以本次修订删除了规范性引用文件的相关内容。

4. 删除了急性轻度中毒中的支气管周围炎指标

在既往的教科书和放射学中提到支气管周围炎，在病理学上也能证实，但在临床实践中，很难同支气管炎相区别。其实，支气管炎与支气管周围炎同属支气管病变，两者无本质上的差别，在诊断和治疗上都无实际意义，故删除支气管周围炎，将其归属于支气管炎的范畴，这在实际操作上更易掌握。这一点也与 2008 年修订的职业中毒总论部分的 GBZ 73—2008《职业性急性化学物中毒性呼吸系统疾病诊断标准》保持一致。

在影像学上人们认为，支气管周围炎是介于支气管炎和肺炎之间的阶段，因此在影像学上可能会出现支气管周围炎的报告。如果出现此类情况，临床医师可以按照支气管炎来处理。

三、正确使用本标准的说明

（一）适用范围

《职业性镉中毒诊断标准》（GBZ 17—2015）适用于各种职业接触镉及其化合物引起急性中毒和慢性中毒的诊断和处理。

（二）临床表现

急性中度和重度镉中毒部分患者可出现肝、肾损害，但在肝、肾损害前一般已有明显的肺损害表现，故肝、肾损害未列为急性中毒诊断及分级的依据。慢性镉中毒除表现为肾损害外，亦可累及其他器官，但较少见，且缺乏特异性，故诊断慢性镉中毒的依据以肾损害为主。

（三）慢性镉中毒生物标志物的选择

在职业接触镉后，体内镉负荷量会增加，除了尿镉，血镉和发镉等指标都会升高，但只有尿镉升高作为慢性镉中毒诊断指标最为成熟和可靠。

1. 血镉

血镉主要反映近几个月的接触量。职业接触镉后，血镉上升较快。接触1～2个月后，血镉浓度可反映当时接触情况。停止接触后，血镉迅速下降。但由于镉在体内有蓄积作用，血镉并不降至接触前水平，血镉的半衰期为2～3个月。因为目前尚未建立镉的近期吸收量与血镉浓度之间的定量关系，血镉与肾功能异常的剂量-反应关系资料也较少，加之血镉测定的实验室要求较高，所以尽管血镉在慢性中毒诊断中的实用价值不高，但仍不失为接触镉的佐证。

2. 尿镉

在体内的生物半衰期很长，尿镉主要反映体内镉的负荷量。在接触低浓度情况下，当体内与镉结合的部位尚未饱和时，尿镉排出量可作为衡量体内负荷量和肾镉浓度的指标。当接触较高浓度或长期持续接触镉使体内结合部位饱和时，则部分尿镉反映体内负荷量，另一部分反映近期接触量。当肾小管功能异常时，尿镉常显著升高。因此，尿镉不仅可用作长期接触镉的生物监测指标，也可以用作慢性镉中毒的诊断指标。

3. 发镉

有人主张用发镉作为衡量体内负荷量的指标。因内源性镉与外源性镉的区别尚待解决，这项指标的实际应用受到影响。

4. 粪镉

只能用于评价近期的经口摄入量。

（四）早期肾小管病变的检测指标

临床上，反映肾小管早期病变的检测指标除了尿 β_2 微球蛋白和视黄醇结合蛋白质外，还有尿蛋白和尿酶等指标，职业性慢性轻度中毒的诊断只选择了尿 β_2 微球蛋白和视黄醇结合蛋白质两项指标。

1. 尿蛋白

尿蛋白的定性试验简单易行但敏感度不高，不能检出早期的肾小管性蛋白尿。其定量测定亦不能准确反映肾小管的损害程度。也就是说，在肾小管损害时，低分子质量蛋白排出量增加而总蛋白仍可在正常范围；反之，尿总蛋白量增加也不一定表示肾小管损害。

2. 尿 β_2 微球蛋白

尿 β_2 微球蛋白可自由通过肾小球基膜，在近曲小管几乎全部被重吸收和分解。当肾小管重吸收功能有变化时，尿 β_2 微球蛋白排出量就明显增加。本诊断检测的优点是测定简便、迅速、准确、灵敏度高，特异性较强。但缺点是尿 pH<5.5 时会发生降解，影响测定结果，产生假阴性。

3. 尿视黄醇结合蛋白

在 pH>5.5 时，尿视黄醇结合蛋白与尿 β_2 微球蛋白有很好的一致性。其测定结果受尿 pH 的影响小，故作为检查肾小管功能异常的指标比尿 β_2 微球蛋白更为实用和可靠。

4. 尿酶

国内外都有镉作业工人尿溶菌酶活性升高的报道，说明肾小管的重吸收功能障碍。另外，尚有 *N*-乙酰-β-*D*-葡萄糖苷酶、核糖核酸酶、碱性磷酸酶等尿酶变化的报道。但因影响尿酶测定结果因素较多，用于临床诊断仍需进一步深入研究。

（五）治疗药物

急性镉中毒和慢性镉中毒均以对症支持治疗为主。由于依地酸钙钠驱镉效果不显著，在慢性镉中毒时尚可引起镉在体内重新分布，使肾镉贮积量增加，肾脏病变加重，因而目前多不主张用依地酸钙钠等驱排药物。

（朱秋鸿）

参 考 文 献

黄金祥. 2001. 慢性镉中毒临床研究进展. 职业卫生与应急救援，19（4）：191-193.

夏丽华，程樱，刘莉莉，等. 2016. 职业性慢性镉中毒临床诊断治疗研究进展. 中国职业医学，43（1）：97-100.

岳维梅，方绍峰，周世义，等. 2014. 职业性慢性轻度镉中毒患者尿镉及尿 β_2-微球蛋白水平跟踪观察. 中国职业医学，41（2）：176-178.

张晓华，肖雄斌，赖燕，等. 2013. 不同原因所致慢性轻度镉中毒临床特征分析. 中华劳动卫生职业病杂志，31（10）：763-764.

张毅. 1999. 急性镉中毒 2 例报告. 中国工业医学杂志，12（5）：292.

郑东，张凡，祝英. 2005. 急性镉中毒 18 例临床分析. 中国煤炭工业医学杂志，8（7）：776.

Järup L，Bergland M，Elinder CG，et al. 1998. Health effects of cadmium exposure- a review of the literature and a risk estimate. Scand J Work Environ Health，24（Suppl 1）：1-51.

Nordberg G. 2009. Historical perspectives on cadmium toxicity. Toxicol Appl Pharmacol，238：192-200.

第五章　职业性急性四乙基铅中毒的诊断

职业性急性四乙基铅（tetraethyl lead）中毒是在职业活动中，短期大量接触四乙基铅引起的以中枢神经系统急性损害为主的疾病。

一、诊断及分级标准

于 2015 年 9 月 9 日发布，并于 2016 年 3 月 1 日实施的《职业性急性四乙基铅中毒的诊断》（GBZ 36—2015）中，将急性四乙基铅中毒分成轻度和重度两级。

1. 轻度中毒

短期内接触较大量四乙基铅后，患者出现失眠、多梦、头痛、食欲缺乏、恶心等神经症样症状，可出现基础体温、血压或脉搏降低，可伴有血铅和（或）尿铅升高，并具有下列情况之一者：①情感障碍，如易兴奋、急躁、易怒、焦虑不安或淡漠、对答迟滞；②癔症样精神障碍。

2. 重度中毒

具有下列情况之一者：①精神病性症状；②谵妄状态或昏迷；③癫痫样发作或癫痫持续状态。

二、修订内容和依据

GBZ 36—2015 与 GBZ 36—2002 相比主要修改如下：

（1）将诊断原则中"出现以急性脑病及其精神障碍为主的临床症状、体征"改为"出现以中枢神经系统急性损害为主的临床表现"。

因急性四乙基铅中毒所致精神障碍是中毒性脑病的表现之一，无论是急性脑病还是出现精神障碍的临床表现均表明为中枢神经系统损害，因此本次标准将诊断原则简要改为"出现以中枢神经系统急性损害为主的临床表现"。

（2）将仅出现一过性神经症样症状，而无明显阳性体征的接触者医学监护的时间定为 72h。

从接触四乙基铅至出现中毒症状一般均有一段时间的潜伏期，急性中毒的潜伏期多为 1～3d。因此，将仅出现一过性神经症样症状，而无明显阳性体征的接触者所需医学监护的最长时间定为 72h。

（3）将原轻度中毒中"基础体温、血压或脉搏降低"改为"可出现基础体温、血压或脉搏降低"。

急性四乙基铅中毒患者可出现自主神经功能紊乱，自主神经功能紊乱可表现为"三低"征。"三低"征是指基础体温、血压、脉搏降低，在部分急性四乙基铅中毒患者中可见，但"三低"不一定同时存在，往往是"一低"或"两低"，无"三低"者不能否定中毒的可能。因考虑部分正常人群中存在低脉搏、低血压现象，故此次标准修订未将"三低"征作为诊断必要条件之一，将其改为上述"失眠、多梦、头痛、食欲缺乏、恶心等症状加重，可出现基础体温、血压或脉搏降低，可伴有血铅和（或）尿铅升高，并具有下列情况之一者"。

（4）在轻度中毒中加入"可伴有血铅和（或）尿铅升高"。

我国文献报道，多数急性四乙基铅中毒患者血铅升高，尿铅波动范围则较大。虽然目前不能以血铅、尿铅升高作为诊断指标，也不能因血铅、尿铅正常而否定中毒，但是血铅、尿铅水平可作为反映接触四乙基铅的水平。因此，在轻度中毒中加入"可出现血铅和（或）尿铅升高"。

（5）将原轻度中毒中"易兴奋、急躁、易怒、焦虑不安等轻度精神障碍"改为"情感障碍，如易兴奋、急躁、易怒、焦虑不安或淡漠、对答迟滞"。

笔者所在课题组总结急性四乙基铅中毒患者的临床表现，轻度中毒患者的症状主要为"易兴奋、急躁、易怒、焦虑不安"等情感高涨、易激惹表现，也可出现"淡漠、对答迟滞"等情感淡漠表现，从精神症状的分类来说，归为"情感障碍"更为适合。

（6）将"癔症型类神经症"改为"癔症样精神障碍"。

近 20 余年来，不同国家的学者们对神经症这一类疾病的分类方法有不同的看法。最新的《国际疾病分类（第十版）》（ICD10）和《美国精神疾病诊断与统计手册（第四版）》（DSM-Ⅳ）已抛弃了神经症这一术语。在我国目前的精神疾病分类体系（CCMD-3）中，保留了神经症这一疾病单元，但将癔症从神经症中单列出来。因此，在本标准中将"癔症型类神经症"这一专业术语修改为"癔症样精神障碍"。

（7）将重度中毒中"精神运动性兴奋"改为"精神病性症状"。

急性四乙基铅中毒严重患者表现为躁动不安、精神错乱、幻觉、妄想、谵妄、人格改变、暴力行为等，因"精神运动性兴奋"不能将上述症状完全归纳，笔者所在课题组认为采用"精神病性症状"更为合适。

（8）在治疗原则中加入"按 GBZ 76 中的治疗原则抢救急性中毒性脑病"。

因考虑急性四乙基铅中毒主要为中枢神经系统损害，故在治疗原则中加入"按 GBZ 76 中的治疗原则抢救急性中毒性脑病"，并进行精简。

三、正确使用本标准的说明

（一）适用范围

（1）《职业性急性四乙基铅中毒的诊断》（GBZ 36—2015）适用于四乙基铅作业人员，也适用于乙基液和高浓度乙基汽油作业人员。

（2）使用本标准时，必须具备明确的职业接触史和引起急性中毒的特殊条件，如接触方式、程度、时间及防护条件等，现场空气中四乙基铅浓度测定结果有参考意义，同时不应忽视四乙基铅经皮肤吸收的可能性。

（二）潜伏期

除极少数患者接触四乙基铅即刻出现中毒症状并逐渐加重外，多数均经过一定潜伏期后症状体征才会出现。接触大量四乙基铅后，潜伏期最短者为30min，多为 1～3d。部分亚急性中毒患者因难以明确接触剂量及时间，其潜伏期可表现为数周，对于此类接触者，应注意追踪观察。

（三）接触反应

接触反应是指短期内接触较大量四乙基铅后出现失眠、多梦、头痛、食欲缺乏、恶心等神经症样症状，经 72h 医学观察，上述症状明显减轻或消失者。接触反应不属于中毒。

（四）临床特点

（1）急性四乙基铅中毒患者主要表现为精神障碍，早期可出现失眠、多梦、头痛、食欲缺乏、恶心等神经症样症状，进一步可出现易兴奋、急躁、易怒、焦虑不安或淡漠、对答迟滞等情感障碍，严重者表现为躁动不安、精神错乱、幻觉、妄想、谵妄、人格改变、暴力行为等精神病性症状，并可出现癫痫样发作，甚至昏迷。有关上述症状，应按精神科和神经内科方法进行检查和治疗。

（2）急性四乙基铅中毒患者可出现自主神经功能紊乱，在部分中毒患者中，可见基础体温、血压、脉搏降低的"三低"征。但"三低"不一定同时存在，往往是"一低"或"两低"，无"三低"者不能否定中毒的可能。其他自主神经功能检查（皮肤划痕、眼心反射、竖毛肌反射、立卧反射、卧立反射、倒转血压、两侧皮温差等）亦不作为诊断指标。

（3）急性四乙基铅中毒多数患者血铅、尿铅值可升高，但其指标与中毒程度的相关性尚无统一意见，不能以血铅、尿铅值升高作为诊断起点，也不能因血铅、尿铅值正常而否定中毒。

（张静波）

参 考 文 献

成戎川, 李黔宁, 刘勇, 等. 2004. 6 例急性四乙基铅中毒临床表现分析. 第三军医大学学报, 26（11）：980.

和芳. 2012. 4 例急性四乙基铅中毒临床表现分析. 中国实用医药, 7（4）：192-193.

李洁雅, 梁宏立, 许雪春. 2006. 血液净化疗法在重度急性四乙基铅中毒抢救中的应用探讨. 中国工业医学杂志, 19（6）：347-348.

李秋香. 2005. 一起急性四乙基铅中毒的调查报告. 中国热带医学, 5（4）：888.

苏冬梅, 娄淑艳, 华刚, 等. 2006. 急性四乙基铅中毒患者血铅和尿铅含量与中毒程度的关系. 职业与健康, 22（2）：84-85.

王晶, 赵风玲, 李洁雅, 等. 2005. 一起急性四乙基铅中毒事故中毒患者临床救治体会. 中国工业医学杂志, 18（5）：314-315.

杨荷戟, 刘瑞莹. 2006. 急性四乙基铅中毒 7 例临床分析. 中国冶金工业医学杂志, 23（3）：414.

张蕾, 苏丹颖. 2003. 急性四乙基铅中毒 7 例临床分析. 中国工业医学杂志, 16（4）：217-218.

朱钧, 郝凤桐. 2011. 14 例急性四乙基铅中毒临床分析. 中国工业医学杂志, 24（3）：181-182.

Duydu Y, Vural N. 1998. Urinary excretion of lead and delta-aminolevulinic acid in workers occupationally exposed to tetraethyl lead. Biol Trace Elem Res, 63（3）：185-194.

Gidlow D. 2014. A case of tetraethyl lead poisoning. Occup Med（Lond）, 64（3）：229.

Zhang F, Bai Y, Zhu B, et al. 2016. Group and insidious tetraethyl lead poisoning occurred in industry of plastic weaving: a case report. J Thorac Dis, 8（5）：E325-E329.

第六章　职业性铍病的诊断

职业性铍（beryllium，Be）病是在职业活动中，接触铍及其化合物所致的以呼吸系统损害为主的疾病。短期内吸入高浓度铍或其化合物后，引起以急性呼吸系统化学性炎症为主的病变，称为急性铍病；长期接触铍及其化合物后，经一定的潜伏期发生以肺部肉芽肿和肺间质纤维化为主的病变，称为慢性铍病。

一、诊断及分级标准

于 2015 年 9 月 9 日发布，并于 2016 年 3 月 1 日实施的《职业性铍病的诊断》（GBZ 67—2015）中，将职业性铍病分成急性铍病和慢性铍病两种，急性铍病和慢性铍病均分为轻度和重度两级。

（一）急性铍病

1. 轻度铍病

短期内吸入大量铍化合物后，出现鼻咽部干痛、剧咳、胸部不适等症状，胸部 X 线影像学改变符合急性气管-支气管炎表现（参见 GBZ 73）。

2. 重度铍病

短期内吸入大量铍化合物后，并符合下列条件之一者：①急性支气管肺炎（参见 GBZ 73）；②肺水肿。

（二）慢性铍病

1. 轻度铍病

有较长时间铍及其化合物接触史，出现胸闷、咳嗽、气短等呼吸系统症状，X 线胸片表现有散在分布的圆形和不规则形小阴影，符合肺肉芽肿及轻度肺间质纤维化改变。

2. 重度铍病

胸闷、胸痛症状明显，进行性呼吸困难、发绀，胸部 X 线影像学表现为弥漫性肺纤维化，可伴有中度或重度肺通气功能障碍。

二、修订内容和依据

GBZ 67—2015 与 GBZ 67—2002 相比主要修改如下：

1. 删除观察对象

GBZ 67—2002 标准中对铍的观察对象的定义是可有胸闷、咳嗽等症状，胸部 X 线表现为在不规则小阴影的基础上，在一个肺区内散在少数小颗粒阴影（密集度在 2cm 范围内少于 10 个，并占肺区面积 2/3 以下。处理原则是不调离铍作业，进行为期两年的密切临床观察（每半年一次胸部 X 线摄片）。如未见病情发展，则按铍作业人员要求安排定期健康检查。国内外文献显示，慢性铍病潜伏期长，往往达数年甚至数十年。某厂慢性铍病潜伏期最长达到 38 年。原标准中观察对象定的两年密切临床观察期限中，肺部多无明显改变。由于观察对象并不属于职业病范畴，且我国现行法律法规中并没有明确适用于观察对象的条款。在实际应用过程中，因为对观察对象条款内容的误解，易出现一些纠纷，为避免产生异议和误解，本次标准修订删除了观察对象的相关条款。

2. 修改急性铍病诊断和分级

急性铍病是短期内吸入高浓度铍及其化合物引起的以急性呼吸系统化学性炎症为主的疾病。当化学物渗透性更强进入呼吸道深处则引起严重的化学性肺炎。铍直接对细胞结构产生破坏，病变程度与接触剂量有关。GBZ 67—2015 标准中，急性铍病依旧分为轻度与重度。急性轻度铍病保留原标准中有鼻咽部干痛、剧咳、胸部不适等呼吸道刺激症状，将原标准"胸部 X 线可有肺纹理增强，扭曲及紊乱"等改为"胸部 X 线影像学改变符合急性气管-支气管炎表现"。急性重度铍病由原标准中"气短、咳嗽、咳痰、咯血、发热、肺部可闻及湿啰音，胸部 X 线表现可见肺野内弥漫云絮状或斑片状阴影，有时可出现肺水肿、呼吸衰竭或其他脏器损害"，改为符合下列条件之一者：①急性支气管肺炎；②肺水肿。

3. 修订慢性铍病的诊断指标

慢性铍病仍分为轻度与重度。慢性轻度铍病标准中，保留原有的胸闷、咳嗽、活动时气短等呼吸系统症状，将"胸部 X 线表现为不规则小阴影基础上，并在 1～4 肺区内有较多小颗粒阴影（密集度在 2cm 范围内有 10 个以上，且占肺区面积 2/3 以上）"，改为"X 线胸片表现有散在分布的圆形和不规则形小阴影，影像学表现符合肺肉芽肿改变及轻度肺间质纤维化改变"，即 X 线胸片改变能确定是肺组织肉芽肿及纤维化改变，便可诊断。慢性重度铍病标准中保留原标准中胸闷，胸痛症状明显，在安静时感有气短或出现呼吸困难，发绀现象，将胸部 X 线在"轻度表现基础上小颗粒状阴影分布范围超过 4 个肺区"简化为"弥漫性肺纤维化，并可伴有中度或重度肺通气功能障碍"。

肺功能检查是客观反映肺功能状态，早期发现呼吸系统损伤的一种无创伤性检查方法。铍病患者由于肉芽肿的形成和肺间质纤维化，肺顺应性降低，部分患者出现胸膜增厚、粘连，加重限制性肺通气功能改变，铍沉积在肺内，产生细胞炎性反应，造成肺组织破坏，肺泡壁增厚，肺泡间隔内胶原增生，肺小血管闭塞，肺血管床面积减少及弥散距离增加，引起肺弥散功能障碍。随着病情发展，肺功能逐渐下降，尤其是肺换气功能下降显著。以往由于铍肺患者不多，肺功能检查并不作为铍肺诊断依据或例行检查项目，曾有人对 12 例慢性铍肺患者肺功能进行随访，发现肺功能随病情进展，有逐年下降的趋势。

删除慢性铍病诊断和分级中肺区和小阴影数的概念，改为符合肺肉芽肿及肺纤维化的影像学改变。慢性铍病是职业性接触铍及其化合物后，经过一定的潜伏期发生以肺部肉芽肿及间质纤维化为主的全身性疾病，多认为是一种慢性细胞免疫性疾病。发病过程可分为四期，即早期非特异性炎症反应，出现肺泡壁的弥漫性细胞浸润；继之出现肺泡巨噬细胞吞噬铍颗粒，支气管周围淋巴结增生，肺泡间隔淋巴细胞等围绕铍颗粒；然后形成肉芽肿；最后发生肺间质纤维化。由此可见，慢性铍病虽然是致肺纤维化疾病，但发病机制和过程与尘肺是完全不同的，因此其 X 线胸片改变的表现也与尘肺不尽相同。原标准在诊断分级中对铍病 X 线胸片改变基本采用尘肺病的表述，显然是不恰当的。修订后标准强调其 X 线胸片改变就是肉芽肿和肺纤维化的表现，不再按小阴影出现的肺区数等来划分疾病的轻重程度。

三、正确使用本标准的说明

（一）适用范围

（1）《职业性铍病的诊断》（GBZ 67—2015）适用于铍的冶炼工业、铍加工及铍的科研试验中接触金属铍、氧化铍、碳酸铍、氟化铍、氢氧化铍及其他铍化合物的烟、尘、雾等而引起的急性或慢性铍病的诊断及处理。

（2）铍引起的皮肤损害参照 GBZ 62—2002，但不作为职业性铍病诊断标准的内容。

（二）诊断及分级的主要依据

1. 急性铍病

（1）诊断主要依据急性呼吸系统损害的临床表现和胸部 X 线表现的严重程度。符合化学性气管-支气管炎者为轻度铍病；符合化学性肺炎、肺水肿者为重度铍病。

（2）部分患者可伴有肝损害，但此非主要病变，故不列为主要诊断依据。

2. 慢性铍病

（1）主要和首发的病变是肺部肉芽肿及纤维化改变，故以肺部损害的临床表现的严重程度和胸部 X 线表现作为诊断及分级的主要依据。

（2）慢性铍病的 X 线胸片表现早期以圆形小阴影多见，伴有不规则小阴影。随着肺纤维化的逐步加重，不规则小阴影逐渐增多，为两侧弥漫性分布。

（3）慢性轻度铍病其主要病理改变是肺组织肉芽肿和轻度肺纤维化，在仅根据 X 线胸片改变难以确诊时，可行肺组织活检以明确诊断。

（4）在诊断慢性铍病时，应注意与下列疾病相鉴别：粟粒性肺结核、肺血吸虫病、肺含铁血黄素沉着症、尘肺、结节病、肺泡癌、肺泡微石症及非特异性肺间质纤维化等。

（齐　放）

参 考 文 献

蒋运良. 2003. 铍冶炼厂铍病 42 年的防治分析. 中国工业医学杂志，16（4）：246-247.

刘海滨，姚剑君. 1998. 我国急性铍肺 130 例的回顾. 工业卫生与职业病，24（3）：148-150.

彭娟娟，王飞云，周泽深. 2000. 16 例慢性铍病临床分析（附 2 例误诊报告）. 职业卫生与
　　应急救援，18（2）：102-103.

杨文兰，刘锦鸣，朱东，等. 2007. 慢性铍肺 12 例肺功能 6 年随访观察. 上海医学，30（5）：
　　326-328.

Balmes JR，Abraham JL，Dweik RA，et al. 2014. An official American thoracic society
　　statement：diagnosis and management of beryllium sensitivity and chronic beryllium disease.
　　Am J Respir Crit Care Med，190（10）：e34-59.

Li L，Silveira LJ，Hamzeh N，et al. 2016. Beryllium-induced lung disease exhibits expression
　　profiles similar to sarcoidosis. Eur Respir J，47（5）：1797-1808.

Mayer AS，Hamzeh N，Maier LA. 2014. Sarcoidosis and chronic beryllium disease：similarities
　　and differences. Semin Respir Crit Care Med，5（3）：316-329.

第七章　职业性急性氨中毒的诊断

职业性急性氨（ammonia，NH₃）中毒是指在职业活动中，短时间内吸入高浓度氨气引起的以呼吸系统损害为主的疾病，常伴有眼和皮肤灼伤。

一、诊断及分级标准

于 2015 年 4 月 21 日发布，并于 2015 年 11 月 1 日实施的《职业性急性氨中毒的诊断》（GBZ 14—2015）中，将职业性急性氨中毒分成轻度、中度和重度三级。

1. 轻度中毒

根据短时间内吸入较高浓度氨气的职业史，具有下列表现之一者：①咳嗽、咳痰、咽痛、声音嘶哑、胸闷，肺部出现干啰音，胸部 X 线检查示肺纹理增强，符合急性气管-支气管炎表现；②一度、二度喉阻塞（参见 GBZ 73）。

2. 中度中毒

具有下列表现之一者：①剧烈咳嗽、呼吸频速、轻度发绀，肺部出现干、湿啰音；胸部 X 线检查示肺野内出现边缘模糊伴散在斑片状渗出浸润阴影，符合支气管肺炎表现。②咳嗽、气急、呼吸困难较严重，两肺呼吸音减低，胸部 X 线检查示肺门阴影增宽、两肺散在小点状阴影和网状阴影，肺野透明度减低，常可见水平裂增厚，有时可见支气管袖口征或克氏 B 线，符合间质性肺水肿表现；血气分析常呈轻度至中度低氧血症。③有坏死脱落的支气管黏膜咳出伴有呼吸困难、三凹征。④三度喉阻塞（参见 GBZ 73）。

3. 重度中毒

具有下列表现之一者：①剧烈咳嗽、咳大量粉红色泡沫痰伴明显呼吸困难、发绀，双肺广泛湿啰音，胸部 X 线检查显示两肺野有大小不等边缘模糊的斑片状或云絮状阴影，有的可融合成大片状或蝶状阴影，符合肺泡性肺水肿表现；

血气分析常呈重度低氧血症。②急性呼吸窘迫综合征（ARDS）。③四度喉阻塞（参见 GBZ 73）。④并发较重气胸或纵隔气肿。⑤窒息。

二、修订内容和依据

GBZ 14—2015 与 GBZ 14—2002 相比主要修改如下：

1. 在诊断分级中将喉水肿改为喉阻塞

急性氨中毒所致的喉水肿、喉痉挛、声门水肿狭窄、黏膜坏死脱落等都可造成喉阻塞，因此用"喉阻塞"进行分级比"喉水肿"应更全面、可靠。

2. 中度中毒诊断中增加了间质性肺水肿和坏死的支气管黏膜脱落两项指标

笔者所在课题组收集的 100 余例病例中，70%患者 X 线胸片及胸部 CT 报告中影像学改变为间质性肺水肿，这些患者临床症状、体征多较轻，经对症治疗，短期内即恢复正常，预后较好，明显有别于肺泡性肺水肿严重损害。而且，在形式上也与 2002 年修订的 GBZ 73—2002《职业性急性化学物中毒呼吸系统疾病诊断标准》保持一致，使职业性急性氨中毒诊断分级标准更清晰明确。本课题组病历资料的临床观察可见，部分出现黏膜脱落的患者气管、支气管黏膜氨的继发碱性浸润损伤比较重，其早期呼吸困难症状多不明显，多于中毒后 7～14 天发生支气管黏膜大片脱落，气道阻塞造成严重呼吸困难，虽未窒息死亡，但预后较差，给患者带来痛苦，故适合中度中毒诊断。

3. 重度中毒指标中增加"猝死"

文献资料显示，极高浓度氨可因严重缺氧、呼吸、心搏骤停导致化学源性猝死，为保护这类人群的利益，重度中毒指标中增加"猝死"。

4. 调整了治疗原则的内容

由于中度中毒诊断中增加了坏死的支气管黏膜脱落指标，因此在治疗原则中相应增加并强调黏膜脱落窒息患者的及时处理。此外，补充茶碱类、利尿剂等药物在治疗中有重要作用，强调重症患者机械通气给氧的重要性。

三、正确使用本标准的说明

（一）适用范围

《职业性急性氨中毒的诊断》（GBZ 14—2015）标准适用于职业活动中因接触液氨、氨水或其他含氨物质释放出的氨气所致的急性氨中毒。

（二）诊断及分级的主要依据

急性氨中毒主要损害呼吸系统，虽然中度和重度急性氨中毒可出现心、肝等损害，但在心、肝损害前已有明显的肺损害表现，故心、肝损害表现未列为急性中毒诊断及分级依据。氨中毒以气管、支气管损害为突出表现，且病程易反复，故诊断、分级应综合分析、全面考虑。动脉血气分析对判断病情、指导治疗有重要参考意义，应尽可能及时检测。

（三）治疗

（1）防治肺水肿是急性氨中毒治疗重点。应早期、足量、短程应用糖皮质激素，注意不宜快速大量补液，以免诱发、加重肺水肿。

（2）防治气道堵塞。气管、支气管灼伤坏死的黏膜易在中毒后 3～7d 脱落，如发现气道堵塞现象，应尽快设法应用喉镜或支气管镜取出堵塞物，必要时做气管切开。

（3）正确认识、早期诊断氨中毒所致的 ARDS 是挽救患者生命、减少并发症的关键；ARDS 诊断标准、治疗原则参见 GBZ 73。

（4）由于氨的强烈腐蚀性易引起气胸、纵隔气肿等，如使用机械通气正压给氧时应慎重且压力不宜过高。

（5）含氨化合物多为碱性液体，氨腐蚀性极强，氨中毒时常伴有眼及皮肤灼伤，故应立即彻底冲洗污染的眼及皮肤，并请专科医师给予相应的治疗。

（郭伶俐）

参 考 文 献

高德江，王福莉. 2006. 53 例急性氨中毒救治分析. 中国工业医学杂志，19（3）：149-150.
李艳萍，王晓辉，张立仁，等. 2000. 急性氨气中毒 318 例临床分析. 职业卫生与应急救援，

18（4）：200-203.

Chao TC，Lo DS. 1996. Ammonia gassing deaths—a report on two cases. Singapore Med J，37（2）：147-149.

Gueye L，Samb A，Ciss M，et al. 2001. Ammonia-gas poisoning：respiratory troubles evaluated by functional exploration. Dakar Med，46（1）：8-11.

第八章　职业性氟及其无机化合物中毒的诊断

职业性氟及其无机化合物（fluorine and its inorganic compounds）中毒是指在职业活动中接触氟及其无机化合物所致的以呼吸系统急性损害或骨骼改变为主的疾病。短期内接触较高浓度氟及其无机化合物主要引起急性呼吸系统损害及症状性低钙血症；长期过量接触氟及其无机化合物主要引起骨骼改变。

一、诊断及分级标准

于 2016 年 1 月 18 日发布，并于 2016 年 7 月 1 日实施的《职业性氟及其无机化合物中毒的诊断》（GBZ 5—2016）中，将职业性氟及其无机化合物中毒分成急性和慢性两种，急性中毒和慢性中毒均分为轻度、中度和重度三级。

（一）急性中毒

1. 轻度中毒

短期接触较高浓度无机氟后，出现头晕、乏力、咳嗽、咽痛、心悸、胸闷、恶心、呕吐等症状及血（尿）氟升高，并具有下列表现之一者：①急性气管-支气管炎（参见 GBZ 73）；②一度、二度喉水肿（参见 GBZ 73）；③心电图显示 QT 间期延长或 ST-T 异常改变；④阵发性室上性心动过速或单源频发室性期前收缩（参见 GBZ 74）。

2. 中度中毒

在轻度中毒基础上，具有下列表现之一者：①急性支气管肺炎或间质性肺水肿（参见 GBZ 73）；②三度喉水肿（参见 GBZ 73）；③阵发性室性心动过速或多源性室性期前收缩（参见 GBZ 74）；④反复抽搐。

3. 重度中毒

在中度中毒基础上，具有下列表现之一者：①肺泡性肺水肿（参见 GBZ 73）；

②急性呼吸窘迫综合征（参见 GBZ 73）；③四度喉水肿或窒息（参见 GBZ 73）；④低钙血症危象（室性心动过速、心室颤动及癫痫样抽搐）；⑤猝死。

（二）慢性中毒

1. 轻度中毒

长期密切接触氟及其无机化合物，且出现下列表现之一者：①躯干骨（骨盆和腰椎）改变为主；骨质密度升高；骨小梁增粗、增浓，呈纱布样。②桡骨、尺骨或胫骨、腓骨骨周（骨膜、骨间膜）有明确的钙化或骨化。

2. 中度中毒

躯干骨质密度明显升高；骨小梁明显增粗，呈麻袋纹样；并伴有确定的长骨骨周、骨膜的改变。

3. 重度中毒

全身大部分骨骼受累；骨质密度显著升高，骨小梁模糊不清呈大理石样；长骨皮质增厚，髓腔变狭窄；骨周改变更为明显，椎体间可有骨桥形成。

二、修订内容和依据

GBZ 5—2016 与 GBZ 5—2002 相比主要修改如下：

1. 标准名称由《工业性氟病诊断标准》修改为《职业性氟及其无机化合物中毒的诊断》

GBZ 5—2016 标准增添了"急性氟及其无机化合物中毒的诊断及处理"，而《工业性氟病诊断标准》（GBZ 5—2002）属于慢性氟中毒范畴，显然不适用于急性氟中毒的诊断及处理。因此，本次修订将标准名称由《工业性氟病诊断标准》改成《职业性氟及其无机化合物中毒的诊断》，即包括了急性氟中毒和慢性氟中毒。修改后的标准名称与 2013 年发布的《职业病分类和目录》保持一致。

2. 诊断原则分成两部分阐述

由于本标准内容包含急性氟中毒的诊断及慢性氟中毒的诊断两部分，因此增加了急性中毒的诊断原则，同时将原"工业性氟病诊断原则"改为"慢性中毒诊断原则"。

（1）急性中毒的诊断原则：主要根据短期内接触较高浓度氟及其无机化合物的职业史，以呼吸系统急性损害及症状性低钙血症为主的临床表现，结合实验室血（尿）氟、血钙等检查结果，参考工作环境职业卫生学资料，排除其他原因所致类似疾病后，综合分析进行诊断。

（2）慢性中毒诊断原则：明确了密切的职业接触史的时限为 5 年及以上。

笔者所在课题组对病例资料中有作业工龄记载的918例工业性氟病进行了专业工龄与发病时间分析，结果显示工龄 5 年以上的共 694 例，占发病总数的75.05%。WHO 调查资料也表明，电解铝作业工人发生骨骼病变的接触无机氟职业史为 5 年以上。

3. 将"骨骼 X 线改变的分期"改为"慢性中毒诊断分级"

职业性慢性无机氟中毒是由于工作中长期接触过量无机氟化物所致骨骼改变为主的疾病。慢性氟中毒可引起全身骨骼及软组织病变，因此骨骼 X 线征象特征性表现及明确的氟作业接触史是诊断的可靠依据，骨骼 X 线征象表现是轻度中毒、中度中毒、重度中毒分级诊断的主要指标。由于骨骼系统损害表现仅具有相对特异性，为使慢性氟中毒的诊断更具科学性、可靠性及可操作性，本标准规定慢性中毒诊断起点必须具备 5 年以上（含 5 年）的密切接触无机氟职业史。

4. 删除观察对象条款

通过对有专业工龄记载的 918 例病例分析，显示发病工龄＞5 年，占75.05%，其中大多为 10～20 年，最长达 36 年，且氟骨症病变进展缓慢，病程跨度太大，设置观察期有困难，故本次标准修订将观察对象条款删除。

5. 增加急性氟及其无机化合物中毒的诊断及处理

高浓度吸入气态无机氟化物，最常见的为氟化氢及氢氟酸酸雾，或由灼伤皮肤致大量氟吸收入人体，都可引起急性氟中毒。呼吸系统的急性损害和心血管系统急性损害的程度及症状性低钙血症均是急性氟中毒分级诊断的主要依据，并应与《职业性急性化学物中毒性呼吸系统的诊断》（参见 GBZ 73）及《职业性急性化学物中毒性心脏病的诊断》（参见 GBZ 74）相衔接并保持一致。

三、正确使用本标准的说明

（一）适用范围

《职业性氟及其无机化合物中毒的诊断》（GBZ 5—2016）适用于职业活动中接触氟及其无机化合物引起中毒的诊断及处理，不适用于急性有机氟化合物中毒及地方性氟病的诊断及处理。

（二）急性氟中毒

（1）导致职业性急性氟及其无机化合物中毒的最常见氟化物为氟化氢和氢氟酸，其次还有元素氟、三氟化硼、四氟化硅、氟硅酸、二氟化氧、三氟化氮、五氟化硫、六氟化硫、十氟化硫和六氟化铀等。

（2）氟主要经皮肤、黏膜及呼吸道侵入人体，导致中毒，不同侵入途径所致氟中毒的临床表现不尽相同。

1）单纯呼吸道吸入中毒：大多数患者因吸入氟化氢或氢氟酸酸雾所致，临床表现以呼吸系统急性损害为主。吸入后即刻出现咳嗽、咽痛、气急等刺激症状。重症者咳大量泡沫痰，双肺可闻及湿啰音，胸部 X 线影像表现为支气管炎、化学性肺炎或肺水肿，严重者可出现急性呼吸窘迫综合征。

2）单纯灼伤皮肤吸收中毒：大多数患者由氢氟酸灼伤所致，临床表现以低钙血症所致心血管系统急性损害为主。部分患者可出现反复抽搐。轻症者可在伤后 48h 内出现心肌酶活性指标升高或肌钙蛋白阳性。心电图主要显示 QT 间期延长及 ST-T 异常改变；重症者因氟离子的直接细胞毒作用及低钙血症，心电图显示 T 波低平及传导阻滞、频繁期前收缩，严重时出现室性心动过速、心室颤动等心律失常或癫痫样抽搐，甚至猝死。

3）灼伤皮肤吸收合并吸入中毒：大多见于氢氟酸灼伤浓度＞40%及存在面、颈部灼伤者。病情程度往往严重，猝死率高，即使小面积（＜3%）Ⅱ～Ⅲ度灼伤也可导致死亡。当灼伤同时出现刺激性咳嗽、声音嘶哑、呼吸困难等症状，需考虑合并有吸入损伤，应警惕病情严重。

（3）急性无机氟中毒可致急性喉水肿，表现为咳嗽，吸入性呼吸困难、声音嘶哑、失声等。轻者在脱离接触后逐渐缓解；重者可发生窒息，发绀为窒息前兆，"三凹"症状提示病情严重。喉水肿分度详见 GBZ 73。

（4）急性无机氟中毒猝死的主要原因为喉水肿窒息或心源性猝死。

（5）低钙血症是指血清蛋白浓度正常时，血钙值低于 2.2mmol/L。症状性低钙血症主要有肌痉挛，早期指（趾）麻木，较重时导致喉、腕足、支气管等痉挛、四肢抽搐等神经、肌肉兴奋性升高的临床表现以及心血管系统出现传导阻滞、心动过速，严重时出现低钙血症危象表现为室性心动过速，心室颤动等心律失常及癫痫样抽搐，甚至发生猝死。心电图典型表现为 QT 间期和 ST 段明显延长伴或不伴心律失常等。血钙值水平与病情严重程度可不完全一致，而与血钙下降速度有关。血钙下降程度与速度又决定于纠正低钙血症快慢。常存在患者实验室检查有明显低钙血症，但临床却无中毒症状。

（6）尿氟值升高是反映现职劳动者过量接触氟的重要指标，但尿氟值水平与急性氟中毒的病情严重程度不完全平行，是辅助诊断指标，有助于鉴别诊断（尿中氟的测定方法参见 WS/T 30）。

（7）早期监测血氟对防治氟中毒具有临床价值，若在尚未出现高氟期时进行恰当补钙及创面处理，可避免或减轻氟中毒引起的致命性低钙血症。

（8）急性氟中毒救治要点主要包括三方面：①及早静脉补充足量钙剂，以防止和纠正低钙血症的发生和发展；②保护心肺功能，密切观察生命体征，及时给予支持、对症综合治疗，防止猝死的发生；③当存在灼伤皮肤吸收中毒时，则应尽早进行创面处理，以阻止氟离子向深层组织渗透。

（三）慢性氟中毒

（1）工业生产中引起职业性慢性氟中毒的氟化物主要来源于萤石（CaF_2）、冰晶石（Na_3AlF_3）和磷灰石[$3Ca_3（PO_4）_2·CaF_2$]。所产生的含氟成分有元素氟、氟化氢、氟化钙、氟化钠、氟化钾、氟化铝、氟化镁、氟化锂等氟化物的气体、蒸气和粉尘。慢性氟中毒是由于长期接触过量无机氟化物所致，应具有在较高浓度氟环境下持续工作 5 年及以上的职业接触史。

（2）慢性氟中毒骨骼 X 线改变的分级说明

1）骨质改变（骨密度变化）：由于大量氟和钙沉积于骨而使骨骼增粗、皮质增厚和密度升高。因此，X 线检查表现为骨密度升高，重者骨皮质与髓腔、髓质与松质不能分辨，成为无结构的白垩状。骨质改变常从躯干开始，尤以骨盆和腰椎显著。

2）结构改变（骨小梁变化）：骨小梁增粗增浓，可相互融合呈无结构的砂粒状，也有骨小梁增粗相互交叉成粗网状，呈纱布样，重者为麻袋样，随着时间的增加上述改变更为明显，呈模糊不清的大理石样。

3）骨周改变（钙化/骨化）：骨周增生钙化，大多数出现在骨盆的髂嵴、闭孔膜、胫骨后缘和桡骨嵴等部位。形状为丘状突起、刺状、毛刷状，严重者为滴蜡状。

（3）由于骨骼系统的损害及骨骼 X 线改变仅具有相对的特异性，故应注意排除具有类似表现的其他疾病，如地方性氟病、类风湿关节炎、强直性脊柱炎、石骨症、骨转移瘤和肾性骨病等。

（4）慢性氟中毒对骨骼的影响以骨质硬化型为主，骨质疏松型少见。正常人 40 岁后，随年龄增长通常骨质渐趋疏松，皮质变薄，若此年龄段的氟作业工人骨骼 X 线征象显示骨质变硬、密度升高，则需考虑氟骨症，并应注意与地方性氟病相鉴别。

（5）班前尿氟值能反映现职劳动者体内氟负荷量。考虑到尿氟的自然波动，应连续送检 3 次以上，取其平均值作为衡量尿氟高低的依据。

（6）血氟值与尿氟值具有正相关，可作为近期氟接触指标。血氟具有干扰因素少，数据精确等优点，还可避免标本收集污染等不足，故建议有条件者宜同时检测血氟与尿氟。

（李思惠　刘　文）

参 考 文 献

陈炯，韩春茂，蔡锋泉. 2002. 单纯氢氟酸吸入性损伤的临床特征. 中华烧伤杂志，18（4）：247.

倪晨峰，倪笑媚，应志敏. 2007. 氢氟酸中毒 230 例分析. 现代中西医综合杂志，16（32）：4792-4793.

应志敏，倪笑媚. 2007. 氢氟酸群体中毒救治. 中国急救医学，27（4）：383.

周玉海，陈向军，刘艳红. 2008. 救治严重氢氟酸烧伤 11 例. 中华烧伤杂志，24（4）：282.

Choubisa SL，Choubisa D. 2016. Status of industrial fluoride pollution and its diverse adverse health effects in man and domestic animals in India. Environ Sci Pollut Res Int，23（8）：7244-7254.

Kurland ES，Schulman RC，Zerwekh JE，et al. 2007. Recovery from skeletal fluorosis（an enigmatic，American case）. J Bone Miner Res，2（1）：163-170.

Tsonis L，Hantsch-Bardsley C，Gamelli RL. 2008. Hydrofluoric acid inhalation injury. J Burn Care Res，29（5）：852-855.

Zhang Y，Wang X，Sharma K，et al. 2015. Injuries following a serious hydrofluoric acid leak：First aid and lessons.Burns，1（7）：1593-1598.

第九章 职业性急性二氧化硫中毒的诊断

职业性急性二氧化硫（sulfur dioxide，SO$_2$）中毒是指在职业活动中，短时间内接触高浓度二氧化硫气体所引起的以急性呼吸系统损害为主的疾病。

一、诊断及分级标准

于 2014 年 10 月 13 日发布，并于 2015 年 3 月 1 日实施的《职业性急性二氧化硫中毒的诊断》（GBZ 58—2014）中，将职业性急性二氧化硫中毒分为轻度、中度和重度三级。

1. 轻度中毒

短时间接触较高浓度二氧化硫后，出现畏光、流泪、眼痛、眼部灼热或异物感，并出现咽痛、咳嗽、咳痰、胸闷和气促等症状，且具有下列表现之一者：①急性气管-支气管炎（参见 GBZ 73）；②一度、二度喉阻塞。

2. 中度中毒

在轻度中毒的基础上，具有下列情况之一者：①急性支气管肺炎（参见 GBZ 73）；②急性间质性肺水肿（参见 GBZ 73）；③三度喉阻塞。

3. 重度中毒

在中度中毒的基础上，具有下列情况之一者：①肺泡性肺水肿（参见 GBZ 73）；②急性呼吸窘迫综合征（参见 GBZ 73）；③四度喉阻塞和（或）窒息；④猝死（参见 GBZ 78）。

二、修订内容和依据

GBZ 58—2015 与 GBZ 58—2002 相比主要修改如下：

1. 诊断分级中增加喉阻塞指标

二氧化硫常温下为无色的刺激性气体，易溶于水，绝大多数以 SO_2 和 $SO_2 \cdot nH_2O$ 状态溶解于水中，只有少量可电离产生 H^+ 和 HSO_3^- 离子，使溶液呈酸性。二氧化硫气体对呼吸道黏膜具有强烈刺激和腐蚀作用，常可引起咽喉黏膜的充血、水肿，进而导致气道狭窄，引起吸气性呼吸困难。根据呼吸困难程度的不同，可以做出相应喉阻塞的分级诊断。通过文献检索，在所报道的急性二氧化硫中毒存活的 337 例患者中，出现一度、二度喉阻塞（轻度呼吸困难）的病例有 176 例（52.2%），出现三度、四度喉阻塞（明显或极度呼吸困难）的病例有 47 例（13.9%）。GBZ 58—2015 诊断标准增加喉阻塞为诊断指标之一。

2. 在重度中毒中增加猝死指标

二氧化硫作为刺激性气体，急性吸入较高浓度后，可造成患者呼吸、心搏骤停，符合化学源性猝死的诊断标准。其造成猝死的原因仍不明确，可能是严重喉头水肿、喉痉挛导致的喉部机械性阻塞，引起窒息而猝死；也有可能是刺激性气体导致的心源性猝死。文献报道中的 9 例死亡病例多为猝死病例，故将猝死列为重度中毒。

3. 将原重度中毒中的"较重程度气胸、纵隔气肿等并发症"删除

随着医疗水平的提高，近年来急性二氧化硫中毒由于救治及时、措施得当，已极少发生气胸、纵隔气肿等并发症。检索近年相关文献，未发现急性二氧化硫中毒引起气胸、纵隔气肿等并发症的报道，故删除此相关指标。

4. 将原重度中毒中的"窒息或昏迷"中"昏迷"删除

二氧化硫对中枢神经系统损伤的机制和病理研究目前仍处在动物实验和理论研究阶段。偶有报道急性二氧化硫中毒造成昏迷的病例，但昏迷是由于二氧化硫对脑组织直接毒性作用，还是肺部损伤引起呼吸衰竭导致的继发性昏迷，尚缺乏有力的证据。急性二氧化硫中毒昏迷的原因，目前主要考虑是由于低氧环境、肺泡性肺水肿、ARDS 或窒息造成脑部缺血缺氧后出现的继发症状，故不再单独列出。

三、正确使用本标准的说明

（一）适用范围

（1）《职业性急性二氧化硫中毒的诊断》（GBZ 58—2015）适用于职业活动中接触二氧化硫引起急性中毒的诊断及处理。职业性三氧化硫引起的急性中毒也可参照本标准执行。

（2）接触高浓度二氧化硫气体或液体时，除呼吸道吸入中毒外，可伴有眼和皮肤接触造成的局部灼伤。可参照《职业性化学性皮肤灼伤诊断标准》（GBZ 51）和《职业性化学性眼灼伤诊断标准》（GBZ 54）进行处理。

（二）接触反应

接触反应是指劳动者短期内接触较高浓度二氧化硫气体后，出现眼和上呼吸道的一过性刺激症状，肺部无阳性体征，胸部 X 线检查无异常，经 48h 医学观察，症状明显减轻或消失。接触反应不属于中毒。

（三）临床病名说明

急性气管-支气管炎、急性支气管肺炎、急性间质性肺水肿、肺泡性肺水肿、急性呼吸窘迫综合征（ARDS）、喉阻塞、窒息的临床病征参见 GBZ 73；猝死的临床病征参见 GBZ 78。

（吕　玲　顾明华）

参 考 文 献

关雁君. 2008. 急性二氧化硫气体中毒 33 例救护体会. 内科, 3（2）：320-321.

李学博，莫耀南，胡乃平，等. 2009. 氧化硫中毒死亡 1 例. 中国法医学杂志, 24(5)：355-356.

刘仁枯，张东风. 2008. 一起氯化亚砜泄漏致急性二氧化硫中毒事故调查. 职业卫生与应急救援，26（5）：274-275.

任碧光. 2000. 一起急性二氧化硫中毒死亡事故分析. 职业卫生与应急救援，18（1）：36-37.

易峰，费淑桂，袁旭光，等. 2010. 急性二氧化硫中毒 158 例临床救治. 《中华急诊医学杂志》第九届组稿会暨第二届急诊医学青年论坛全国急危重症与救援医学学习班论文汇编，204-205.

张永林，倪庆林. 1996. 保险粉爆炸致窒息及急性二氧化硫气体中毒恶性事故分析. 职业卫生与应急救援，14（1）：51.

赵秀丽. 2008. 急性二氧化硫中毒 54 例的急救与护理. 中国煤炭工业医学杂志，11（8）：1278-1279.

Gokirmak M，Yildirim Z，Canan HH，et al. 2003. The role of oxidative stress in bronchoconstriction due to occupational sulfur dioxide exposure. Clin Chim Acta，331（1-2）：119-126.

Piirilä PL，Nordman H，Korhonen OS，et al. 1996. A thirteen-year follow-up of respiratory effects of acute exposure to sulfur dioxide. Scand J Work Environ Health，22（3）：191-196.

Rabinovitch S，Greyson ND，Weiser W，et al. 1989. Clinical and laboratory features of acute sulfur dioxide inhalation poisoning：two-year follow-up. Am Rev Respir Dis，9（2）：556-558.

第十章 职业性急性磷化氢中毒的诊断

职业性急性磷化氢（phosphine，PH$_3$）中毒是指在职业活动中，吸入较高浓度磷化氢气体后引起的以中枢神经系统、呼吸系统损害为主的疾病。

一、诊断及分级标准

于2014年10月13日发布，并于2015年3月1日实施的《职业性急性磷化氢中毒的诊断》（GBZ 11—2014）中，将职业性急性磷化氢中毒分为轻度中毒、中度中毒和重度中毒三级。

1. 轻度中毒

短期吸入磷化氢气体后，出现明显头痛、头晕、恶心、呕吐、咳嗽、胸闷、胸痛等症状，具有下列表现之一者：①轻度意识障碍（参见 GBZ 76）；②急性气管-支气管炎（参见 GBZ 73）。

2. 中度中毒

轻度中毒症状加重，具有下列表现之一者：①中度意识障碍（参见 GBZ 76）；②急性支气管肺炎（参见 GBZ 73）；③急性间质性肺水肿（参见 GBZ 73）。

3. 重度中毒

中度中毒症状加重，具有下列表现之一者：①重度意识障碍（参见 GBZ 76）；②肺泡性肺水肿（参见 GBZ 73）；③急性呼吸窘迫综合征（参见 GBZ 73）；④休克；⑤猝死（参见 GBZ 78）。

二、修订内容和依据

GBZ 11—2014与GBZ 11—2002相比主要修改如下：

1. 诊断分级由轻度中毒、重度中毒两级改为轻度中毒、中度中毒及重度中毒三级

GBZ 11—2002 标准将急性磷化氢中毒诊断分级定为轻度、重度两级，经多年的临床实践和笔者所在课题组对收集国内的急性磷化氢中毒病例分析认为，在临床工作中对于诊断级别判定与《职业性急性化学性中毒性呼吸系统疾病诊断标准》（GBZ 73）和《职业性急性化学物中毒性神经系统疾病诊断标准》（GBZ 76）不一致，易造成矛盾和纠纷，故 GBZ 11—2014 标准将诊断分级修改为轻度中毒、中度中毒、重度中毒三级，这样既符合客观情况，便于临床实际操作，又与 GBZ 73 和 GBZ 76 标准保持一致。

2. 在"轻度中毒"中删除"支气管周围炎"

在既往的内科学和放射学中提到支气管周围炎，在病理学上也能证实，但在临床实践中，很难与支气管炎鉴别。支气管炎与支气管周围炎同属支气管病变，两者无本质上的差别，在诊断和治疗上都无实际意义，故删除支气管周围炎，将其归属于支气管炎的范畴。这样在实际操作上更易掌握，也与 2008 年修订的《职业性急性化学物中毒性呼吸系统疾病诊断标准》（GBZ 73—2008）保持一致。

3. 重度中毒中将昏迷改成重度意识障碍

笔者所在课题组根据收集的病例资料，提出本次修订仍沿用原标准中以中枢神经系统损害发生及程度作为主要诊断分级指标之一。急性轻度磷化氢中毒标准仍维持轻度意识障碍条款，将意识模糊、嗜睡状态或朦胧状态等神经系统表现作为急性轻度磷化氢中毒的诊断起点；增加了谵妄状态、混浊状态等中度意识障碍作为中度中毒的诊断指标；将昏迷、植物状态等重度意识障碍作为重度中毒的诊断指标。将 GBZ 11—2002 标准中重度中毒中的"昏迷"改为重度意识障碍，使之与《职业性急性化学物中毒性神经系统疾病的诊断》（GBZ 76）保持一致。

4. 删除重度中毒中的"抽搐，明显心肌损害，明显肝、肾损害"

在 GBZ 11—2002 重度中毒诊断中有抽搐的指标。笔者所在课题组在分析总结中毒病例时，济南报道了救火人员 22 人不同程度地出现中毒症状，其中轻度中毒 5 例有下肢抽搐；商丘报道了 4 例粮库搬运工人吸入磷化氢气体后中毒事件，且患者符合中度中毒的表现，其中有 2 例出现了抽搐；海南省报道一例投药后重度中毒死亡患者，临床出现抽搐症状；北京大学第三医院报道了磷化氢中毒引起癔症样表现，急性中毒的症状好转后出现阵发性抽搐。课题组认为在轻度、中度、重中毒均有抽搐表现，作为诊断分级指标临床医师不好掌握，故在修改后标准删除此条款。课题组收集的 184 例磷化氢中毒伴有心肌或肝脏的损害均出现在呼吸系统或神经系统损害后，未发现磷化氢中毒患者单独的心肌和肝脏损害病例报道。部分急性磷化氢中毒患者可出现一过性蛋白尿，尿中可检出红细胞、白细胞，重症患者血肌酐、尿素氮含量可升高，个别重者出现少尿、急性肾衰竭，也系继发于明显的呼吸系统损害基础上。故未将心肌、肝、肾损害单独列为诊断指标。

5. 重度中毒中增加了"急性呼吸窘迫综合征、猝死"

经呼吸道吸入中毒患者常有鼻咽部发干、咽部充血、咳嗽、气短、胸闷、发绀，严重者出现胸痛、咯血、发绀、烦躁。国外总结 418 例磷化氢中毒者中 192 例出现呼吸急促、呼吸困难、捻发音和干啰音，严重者出现肺水肿。我国 2004 年贵州 14 位农民工为某黄磷厂进行磷泥清理，吸入磷化氢中毒，重度中毒中 2 例患者呼吸困难明显，呼吸频率均＞30 次/分，吸氧 8～10L/min，血氧饱和度均＜90%，查动脉血气分析示氧分压均＜50mmHg，二氧化碳分压为 50～60mmHg，结合 X 线胸片改变，诊断为急性呼吸窘迫综合征（ARDS）。2004 年 3 月遵义市某磷矿发生一起磷化氢中毒事件，2 例发生 ARDS 而行气管切开。国内外均有发生 ARDS 的报道。

笔者所在课题组分析 184 例急性中毒病例，吸入者咽痛、咳嗽、咳痰的发生率为 52%，49 例描述有 X 线胸片异常，胸部 X 线片表现为两肺纹理增强紊乱、肺纹理增粗模糊等急性气管-支气管炎的发生率为 49%；两中下肺野点状、斑片状阴影或肺门阴影增宽、境界不清等支气管肺炎占 14%，间质性肺水肿占 4%；表现为肺门阴影增大、边缘模糊、肺野透过度降低，肺泡性肺水肿占 33%；同样口服中毒者也可出现呼吸系统症状，周玉中总结其所在医院 1986～1996 年收治的 10 例口服磷化铝中毒患者的 X 线表现：间质性肺水肿 2 例，肺泡性肺水肿 8 例，X 线检查异常率为 100%。呼吸系统损害作为本病的主要诊断指标，并根据其损害程度，将本病分为轻度中毒、中度中毒及重度中毒三级。轻度中毒以气管、支气管损害为主，增加了中度中毒的分级，表现为化学性支气管肺炎、间质性肺水肿。重度中毒出现肺泡性肺水肿、急性呼吸窘迫综合征。轻度、中度、重度三级诊断，能客观地反映出不同程度磷化氢中毒时的临床表现，界限清楚，便于临床医师掌握，也能将机体靶器官受磷化氢的损害所引起的病理生理改变反映出来，符合客观病情。

　　笔者所在课题组总结急性磷化氢重度中毒 70 例，27 例为吸入中毒，43 例为口服中毒，其中存活 21 例，死亡 49 例，病死率为 70%。吸入中毒者中，猝死 5 例。2004 年河南新乡报道 4 人居住在堆放大量硅铁的房间里，房间内检测出磷化氢，其中 2 人于接触后 4h 和 7h 后死亡。2001 年河南新乡报道 6 名民工，居住在存放磷化氢的库房，出现头晕、疲倦、恶心、呕吐等非特异症状，2 例因呼吸、循环衰竭入院 1h 先后死亡。同样河南报道，患者床下鼠洞中放的磷化铝遇水急剧分解为磷化氢，并发生爆燃，模拟测定的磷化氢浓度为 93mg/m³，死者接触 2h 后出现腹痛、呕吐，约 3.5h 后出现呼吸困难并很快死亡，说明接触较高浓度磷化氢数小时即可致人死亡。在《职业性化学源性猝死诊断标准》（GBZ 78—2010）中，磷化氢属 B.1 类，为极高浓度接触后立即引起电击式猝死的主要化学物品之一。张雪涛等在《职业性化学源性猝死标准制订及临床诊治的进展》中认为高浓度磷化氢接触可引起反射性支气管痉挛并造成窒息死亡。故在修改急性重度磷化氢中毒指标时，增加猝死条款。

三、正确使用本标准的说明

（一）适用范围

　　（1）《职业性急性磷化氢中毒的诊断》（GBZ 11—2014）适用于各种职业接触磷化氢引起急性中毒的诊断与处理。

　　（2）磷、磷的其他无机化合物及有机化合物对人的作用与磷化氢不尽相同，其中毒诊断及处理也不相同，故本标准不适用于磷及其他化合物的诊断和处理。

（二）产生磷化氢的常见作业

　　（1）磷化铝、磷化锌的制造、包装、运输及使用磷化铝、磷化锌熏蒸粮谷、皮毛、中草药等行业劳动者可接触到较高浓度的磷化氢。

　　（2）乙炔气的制造及矽铁运输中因原料中混合磷化钙等杂质，可产生磷化氢。

（3）工业制备镁粉、黄磷制备、黄磷遇水、含磷酸钙的水泥遇水、半导体砷化镓扩磷遇酸、含磷污泥处理作业、饲料发酵等作业在一定条件下也可释放较高浓度的磷化氢气体。

（4）含磷的锌、锡、铝、镁遇酸或受水作用可产生磷化氢。

（三）诊断及分级的主要依据

（1）急性磷化氢气体中毒的主要靶器官为中枢神经系统和呼吸系统，故依照中枢神经系统和呼吸系统损害程度进行诊断分级。

（2）急性磷化氢气体中毒可有心、肝、肾脏器的损害和功能异常。由于这些损害和功能异常往往出现在中枢神经系统、呼吸系统损害后，不单独发生，故不列入诊断指标条款中。

（夏玉静　孔玉林）

参 考 文 献

陈涛、施聊、杨学忠. 2005. 急性磷化氢中毒七例临床分析. 中华劳动卫生职业病杂志，23（3）：223-225.

方绍峰、齐济民、杨玉新，等. 2004. 从一起中毒事故谈急性磷化氢中毒的血液透析治疗. 中国血液净化，3（11）：638.

栾涛，刘华水，苏振荣. 2005. 磷化氢吸入中毒临床分析. 中国工业医学杂志，18（2）：94-95.

王广松. 2000. 急性磷化氢中毒7例临床分析. 职业卫生与病伤，15（1）：15-16.

徐邦奎，王国华，李显文. 2005. 急性磷化氢吸入中毒7例救治体会. 江苏医药，31（5）：388.

姚开娟，方绍峰，周世义，等. 2012. 急性磷化氢中毒184例临床分析. 中国工业医学杂志，25（5）：343-346.

于维松、赵金垣、关晓旭. 1996. 急性磷化氢中毒引起癫病样表现一例报告. 职业医学，23（5）：36-37.

赵昌林、王莉、陈孝银. 2006. 急性磷化氢中毒6例临床分析. 中国职业医学，33（6）：450.

赵学斌. 2008. 重度磷化氢中毒致急性肺损害抢救成功1例. 临床医学，28（9）：117.

衷晓宇、沈雁波. 2008. 急性磷化铝中毒32例临床分析. 南通大学学报（医学版），28（6）：476-477.

Bumbrah GS，Krishan K，Kanchan T，et al. 2012. Phosphide poisoning：a review of literature. Forensic Sci Int，214（1-3）：1-6.

Burgess JL. 2001. Phosphine exposure from a methamphetamine laboratory investigation. Journal of Toxicology Clinical Toxicology, 39（2）: 165-168.

O'Malley M, Fong H, Sánchez ME, et al. 2013. Inhalation of phosphine gas following a fire associated with fumigation of processed pistachio nuts. Journal of Agromedicine, 18（2）: 151-173.

Sudakin DL. 2005. Occupational exposure to aluminium phosphide and phosphine gas? A suspected case report and review of the literature. Hum Exp Toxicol, 24（1）: 27-33.

第十一章　职业性急性甲苯中毒的诊断

职业性急性甲苯（toluene）中毒是指在职业活动中短时期内接触较大量的甲苯所引起的以中枢神经系统损害为主要表现的疾病。

一、诊断及分级标准

于 2014 年 10 月 13 日发布，并于 2015 年 3 月 1 日实施的《职业性急性甲苯中毒的诊断》（GBZ 16—2014）中，将职业性急性甲苯中毒分为轻度中毒、中度中毒和重度中毒三级。

1. 轻度中毒

短期内接触大量甲苯后出现明显头晕、头痛、恶心、呕吐、胸闷、心悸、乏力、步态不稳，并具有下列表现之一者：①轻度意识障碍（参见 GBZ 76）；②哭笑无常等精神症状。

2. 中度中毒

在轻度中毒的基础上，具有下列表现之一者：①中度意识障碍（参见 GBZ 76）；②妄想、精神运动性兴奋、幻听、幻视等精神症状。

3. 重度中毒

在中度中毒的基础上，具有下列表现之一者：①重度意识障碍（参见 GBZ 76）；②猝死（参见 GBZ 78）。

二、修订内容和依据

GBZ 16—2014 与 GBZ 16—2002 相比主要修改如下：

1. 将诊断分级由轻度中毒和重度中毒两级调整为轻度中毒、中度中毒和重度中毒三级

职业性急性甲苯中毒是短期内吸入较高浓度甲苯蒸气或皮肤黏膜接触大量甲苯引起的以中枢神经系统损害为主的疾病。为与《职业性急性化学物中毒性神经系统疾病诊断标准》（GBZ 76）保持一致，GBZ 16—2014 标准将诊断分级由轻度中毒和重度中毒两级调整为轻度中毒、中度中毒和重度中毒三级。由单纯依据意识障碍修改为依据意识障碍、精神症状等中毒性脑病的程度共同作为分级标准。在标准中增加中度中毒的诊断条件要点。

2. 轻度中毒中增加"哭笑无常等精神症状"

刘长胜等报道一起急性甲苯、二甲苯中毒事故中，有 5 人出现情绪不稳、强哭强笑。黄检阅等报道 1 例二甲苯中毒，出现行为异常、大笑不止、语无伦次。课题组通过对 85 例职业性急性甲苯中毒的临床分析，发现哭笑无常与中毒诊断有相关性（$Z=0.363$，$P=0.001$），患者在脱离接触后基本恢复，提示预后相对较好，故在轻度中毒临床症状中增加哭笑无常。

笔者所在课题组检索的文献报道病例中，精神反常的占 31 例（16.23%），幻觉、行为异常各 1 例（0.52%）。孟军等报道 1 例急性混苯中毒病例，出现幻听、幻视、暴力倾向等症状，病情迁延恢复，经精神科治疗半年后基本痊愈。参考 GBZ 76—2002，将"情绪不稳、强哭强笑、哭笑无常、精神反常、幻觉、行为异常、幻听、幻视、暴力倾向"统一为"精神症状"。参考《劳动能力鉴定职工工伤与职业病致残等级》（GB/T 16180）、中国精神疾病分类及诊断标准（CCMD-3）和 GBZ 76—2002，"妄想、精神运动性兴奋、幻听、幻视"等症状重于哭笑无常，列为中度中毒。

3. 重度中毒中删除"重度中毒性肝病、重度中毒性肾病和重度中毒性心脏病"指标

笔者所在课题组收集的职业性急性甲苯和（或）二甲苯中毒病例中，37 例行 ALT 检测，5 例 ALT 升高（13.51%），ALT 最高为 371U/L，均不伴胆红素升高，经保肝治疗 1~2 周恢复正常。其提示职业接触甲苯/二甲苯所致急性中毒性肝病比例不高，且主要见于误服、自杀所致消化道中毒者。按照《职业性中毒性肝病诊断标准》（GBZ 59—2010），重度中毒性肝病诊断需符合肝性脑病、重度黄疸、腹水、肝肾综合征或凝血酶原时间延长伴出血倾向，文献报道及笔者所在课题组收集急性甲苯和（或）二甲苯中毒伴 ALT 升高病例共计 14 例，均未见重度中毒性肝病表现，病程 7~25d，预后相对好，GBZ 16—2002 将重度中毒性肝病列为职业性急性甲苯重度中毒欠妥，因而予以删除。对笔者所在课题组检索的经呼吸道及皮肤黏膜中毒和经消化道中毒文献病例进行分析：前者 59 例行血 Cr 检测，9 例 Cr 值升高（11.86%）；后者 43 例行血 Cr 检测，38 例 Cr 值升高（88.37%），差异有统计学意义（$P=0.000$）；前者 75 例行尿常规检测，12 例异常（16.00%），后者 4 例行尿常规检查，3 例异常（75.00%），经比较不同吸收途径间差异有统计学意义（$P=0.020$），结果显示职业接触甲苯和（或）二甲苯所致急性中毒性肾病比例不高，且主要见于误服、自杀所致消化道中毒者。276 例中毒患者 ARF 的发生率仅为 1.45%，同时这些患者均处于昏迷状态，根据意识障碍程度已可诊断重度中毒，因而将重度中毒性肾病单列为职业性急性甲苯和（或）二甲苯重度中毒诊断标准之一并不合适，故予以删除。笔者所在课题组收集的甲苯和（或）二甲苯中毒病例中，19 例行 ECG 检查，6 例异常（31.58%），包括窦性心动过缓 3 例，左心室高电压 2 例，窦性心律不齐 1 例。文献报道 ECG 异常中，ST-T 改变、窦性心动过速、房性期前收缩发生率较高。重度中毒性心脏病改变，如心肌梗死样改变、心室颤动、三度房室传导阻滞、尖端扭转型室性心动过速等罕见。GBZ 16—2002 将重度中毒性心脏病列为职业性急性甲苯重度中毒欠妥，予以删除。职业性急性甲苯中毒的主要靶器官为中枢神经系统，可伴有心、肝、肾等多脏器的损害和功能异常。由于这些损害和异常均发生于中枢神经系统损害后，不单独发生，故不列入诊断标准。

4. 重度中毒诊断中增加"猝死"

1970 年 Morley 等报道，3 例油漆工在相对密闭空间内接触二甲苯后意识丧失，其中 1 例来院时已死亡。在我国也发现短期接触极高浓度甲苯或二甲苯后，发生呼吸、心搏骤停、临床死亡的病例，即使现场实施心肺复苏术也未能施救成功。《职业性化学源性猝死诊断标准》（GBZ 78—2010 的附录 B.1 c）明确提示苯及其同系物可引发外源性化学物所致猝死。为充分反映急性重度甲苯中毒的严重性和危害性，在急性重度甲苯中毒诊断中增加"猝死"这一临床表现，并在本标准的附录 A 中加以说明。文献报道急性甲苯和（或）二甲苯中毒猝死病例均为急性毒作用，即因化学物浓度极高引起接触者反射性心搏骤停，未见迟发性毒作用所致心搏骤停。

5. 治疗原则中删除葡萄糖醛酸或硫代硫酸钠的应用

职业性急性甲苯中毒的治疗主要针对急性中毒性脑病，包括合理氧疗，积极防治脑水肿，控制抽搐，促进脑细胞功能恢复等对症支持治疗。笔者所在课题组检索的文献报道病例中，葡醛内酯的应用并不普遍，葡醛内酯主要成分为葡萄糖醛酸内酯，与含羟基、羧基的毒物结合，使其毒性降低由肾脏排出，甲苯、二甲苯吸收后约 84% 经肝脏细胞色素氧化酶（CYP2E1）、醇脱氢酶、醛脱氢酶逐级代谢，代谢产物与甘氨酸结合以马尿酸、甲基马尿酸形式从肾脏排出，仅 1% 与葡萄糖醛酸结合，葡醛内酯的作用相对有限，因此葡萄糖醛酸或硫代硫酸钠促进甲苯排泄的效果不很明确，予以删除。

三、正确使用本标准的说明

（一）适用范围

（1）《职业性急性甲苯中毒的诊断》（GBZ 16—2014）适用于职业活动中接触甲苯引起急性中毒的诊断及处理。

（2）因急性二甲苯中毒与急性甲苯中毒极为相似，职业性接触二甲苯所引起的急性中毒的诊断及处理可参照本标准。

（二）接触反应

接触反应是指短期内接触甲苯后出现头晕、头痛、恶心、呕吐、胸闷、心悸、颜面潮红、结膜充血等，脱离接触后 72h 内明显减轻或消失。接触反应不属于中毒。

（三）临床特征

（1）职业性急性甲苯中毒以急性中毒性脑病为主要表现，病理特点为脑水肿，一般多表现为全脑症状和颅内压增高现象。诊断分级依据不同程度意识障碍及精神症状，参见 GBZ 76。

（2）职业性急性甲苯中毒时的主要靶器官为中枢神经系统，可伴有心、肝、肾等多脏器的损害和功能异常。由于这些损害和异常均发生于中枢神经系统损害后，不单独发生，故不列入诊断标准。

（3）呼出气，血内甲苯、二甲苯及尿马尿酸、甲基马尿酸的测定能较好反映近期接触甲苯、二甲苯水平，可作为诊断与鉴别诊断的参考指标。采样应在发生中毒后尽快进行。

（4）急性甲苯中毒可伴有不同程度的皮肤、黏膜及眼灼伤，其诊断分级按GBZ 51 和 GBZ 54 执行。

（万伟国　黄简抒）

参 考 文 献

丁建勋，景建文. 1998. 急性甲苯中毒四例报告. 铁道医学，26（6）：409-410.

范明，秦继山. 2007. 急性二甲苯中毒19例抢救体会. 现代医药卫生，23（13）：1981.

刘书花，张文忠. 2010. 急性二甲苯中毒死亡二例诊治反思. 临床误诊误治，23（3）：275-277.

刘薇薇，江朝强，林霞芳，等. 1996. 两起油漆工急性二甲苯中毒报告. 中国工业医学，9（4）：214-216.

罗晓宁，张红辉，陈琳娜. 2004. 一起急性苯和甲苯中毒事故. 湖北预防医学杂志，15（2）：32.

穆进军，王沄，杨勇，等. 1999. 急性甲苯、二甲苯中毒86例临床分析. 中国工业医学，12（3）：159-160.

张巡淼，顾祖维，孙道远. 1998. 1例急性二甲苯中毒伴肾功能衰竭抢救成功. 职业卫生与应急救援，16（3）：153-154.

赵南，唐旭东，钟茂耀. 2004. 一起甲苯和二甲苯急性中毒事故的调查. 工业卫生与职业病，30（1）：5.

赵传奎，杨振东. 2002. 亚甲兰、血液透析治疗松香水二甲苯中毒的疗效观察. 职业与健康，18（4）：104-105.

钟建国，王瑶，朱记军. 2010. 口服二甲苯致迟发性多脏器功能衰竭1例. 岭南急诊医学杂志，15（6）：503-504.

Hobara T，Okuda M，Gotoh M，et al. 2000. Estimation of the lethaltolueneconcentration from the accidental death of painting workers. Ind Health. 38（2）：228-231.

Meulenbelt J，Groot GD，Savelkoul TJ. 1990. Two cases of acute toluene intoxication. Brit J Ind Med，47（6）：417-420.

U. S. EPA. Toxicological Review of Toluene. EPA/635/R-05/004. Washinton D. C.，2005.

U. S. EPA. Toxicological Review of Xylenes. EPA/635/R-03/001. Washington D. C.，2003.

第十二章　职业性急性碘甲烷中毒的诊断

职业性急性碘甲烷（iodomethane）中毒是指在职业活动中，短时间内吸入较高浓度碘甲烷蒸气引起的以中枢神经系统损害为主的疾病。

一、诊断及分级标准

于 2014 年 10 月 13 日发布，并于 2015 年 3 月 1 日实施的《职业性急性碘甲烷中毒的诊断》（GBZ 258—2014）中，将职业性急性碘甲烷中毒分为轻度中毒、中度中毒和重度中毒三级。

1. 轻度中毒

短期接触较高浓度碘甲烷蒸气后，出现头晕、困倦、乏力伴有复视、言语不清、步态不稳等症状，并具有下列表现之一者：①中枢性眼球震颤；②轻度意识障碍。

2. 中度中毒

轻度中毒表现经一至数日突然加重，并具有下列表现之一者：①中度意识障碍；②构音困难、辨距不良、步态蹒跚、下肢肌张力降低。

3. 重度中毒

在中度中毒的基础上，具有下列表现之一者：①重度意识障碍；②小脑性共济失调，并出现小脑局灶性损害的影像学改变；③明显的精神症状；④脑疝形成。

二、制定内容和依据

1. 职业接触

碘甲烷是常用的工业原料，也是一些药品生产的中间产物，可作为甲基化试剂、吡啶检测试剂、化学合成剂使用，在农业生产上作为杀虫剂和除草剂，作为溴甲烷（被蒙特利尔公约禁止使用）的替代品，用作熏蒸消毒剂，广泛应用于化工、有机合成、医药和农药等行业。在生产和使用碘甲烷的过程中，可有职业接触。

急性碘甲烷中毒多发生在颜料、制药和化工等企业，多因碘甲烷合成制作以及分装运输容器破裂等意外泄漏事故吸入碘甲烷蒸气所致。

2. 潜伏期

根据收集到的临床病例资料分析，30 例短期接触高浓度碘甲烷后，出现头晕、困倦、乏力、复视、恶心、呕吐等症状，潜伏期为 2 ~ 72h，其中 90%患者在 22h 内出现症状。上述症状持续数天后，22 例突发意识障碍，最短 8h，最长 240h，90%患者 158.4h（6.6d）内突发意识障碍。

3. 临床表现

（1）中枢神经系统损害：急性碘甲烷中毒发病隐匿，发病初期以头晕、困倦、乏力、恶心、呕吐、眼球震颤、言语不清、步态不稳为主，有的可有视力减退，出现复视、黄视、绿视等。上述症状持续一至数天后，病情可突然加重，出现构音困难、视觉障碍、共济失调、肌张力及肌力降低、谵妄、精神错乱、脑疝形成、昏迷甚至死亡。恢复期间可出现沮丧、抑郁等。收集到的 30 例患者中，头晕、困倦、乏力、复视、恶心、呕吐、视物模糊等神经系统症状的发生率为 30.0% ~ 76.7%；临床体征中辨距不良、言语不清、下肢肌力下降、步态不稳、下肢肌张力降低、精神错乱等的发生率为 16.7% ~ 66.7%。急性中毒性脑病因脑水肿引起颅内压增高时，可出现剧烈头痛、喷射样呕吐、频繁抽搐、呼吸变慢、血压升高、瞳孔缩小、球结膜水肿、双眼球张力增高、意识障碍加重等。如果诊断治疗及时，预后良好。反之，可留有精神、行为、认知障碍或周围神经损伤等后遗症。

（2）其他系统损害：除中枢神经系统损害外，还可引起呼吸系统，心脏、肾脏等多脏器损害。有报道称，患者一次大量吸入碘甲烷蒸气，气管、支气管黏膜发生水肿坏死、呼吸道黏膜灼伤，导致通气功能障碍、呼吸困难，恢复期有气管黏膜坏死咳出，但未见明显咳嗽、咳痰及肺水肿的发生。国内外均未报道急性碘甲烷中毒有咳嗽、咳痰等呼吸道刺激症状。呼吸系统损害表现较轻微，可能是由于碘甲烷的麻醉作用导致患者皮肤黏膜对刺激不敏感，或咳嗽无力以致使临床无明显刺激症状体征。收治的 7 例急性碘甲烷中毒患者中，3 例心电图正常，2 例心电图示 ST 段下移，2 例显示窦性心动过缓，其中 1 例伴 ST 段下移，随病情好转，心电图逐渐恢复正常。急性重度碘甲烷中毒患者可出现血二氧化碳结合力降低、血尿素氮升、肌酐清除率降低，尿少和血清钾降低的改变，个别患者尿常规检查出现尿蛋白阳性和尿红细胞增多。

（3）皮肤损害：皮肤或黏膜接触碘甲烷液体或蒸气可出现局部潮红、水肿、丘疹、水疱等，重者出现化学性皮肤灼伤。我国报道 1 例患者因碘甲烷乙醇溶液罐爆炸，喷出碘甲烷液体致其头部、面部、颈部、双上肢、胸部、背部、臀部，部分腹部及双下肢化学性灼伤，总面积达 73%（其中Ⅲ度达 10%，Ⅱ度达 43%，Ⅰ度达 20%）；伤后 1h 患者出现呼吸困难，第 2 天坏死的气管黏膜咳出。该患者还伴有腹部阵发性绞痛，大便呈深绿色。国外报道 1 例女性患者用橡胶手套处理碘甲烷，手被化学灼伤但未出现全身反应。上述 2 例病例中枢神经系统损害并不严重的原因是接触碘甲烷的时间短，处理及时。

4. 诊断及鉴别诊断

（1）诊断原则：根据患者短期接触较高浓度碘甲烷的职业史，临床医师以出现急性中毒性脑病为主的临床表现并结合现场职业卫生学调查进行综合分析，排除其他病因所致的类似疾病，方可诊断。

（2）诊断及分级：急性碘甲烷中毒患者发病缓慢，初期以头晕、困倦、乏力、复视、恶心、呕吐、步态不稳为主的麻醉症状，重者一至数天后，可出现谵妄状态、混浊状态、小脑性共济失调以及表情淡漠、精神委靡、定向障碍、胡言乱语、幻觉、妄想、狂躁或攻击行为等明显的精神症状，最后导致重度意识障碍、脑疝。因此，急性碘甲烷中毒临床上以意识障碍、小脑性共济失调、精神障碍和脑疝形成表现为主，病情分期界限清晰。参考《职业性急性化学物中毒性神经系统疾病诊断标准》（GBZ 76—2002），结合碘甲烷中毒临床表现特点，即麻醉症状、意识障碍、小脑性共济失调和精神障碍，将诊断分为轻度、中度、重度三级。出现意识模糊、嗜睡状态等轻度意识障碍者或眼球水平震颤者诊断为轻度中毒；谵妄状态、混浊状态等中度意识障碍者、小脑性共济失调、明显精神障碍表现之一者为中度中毒；出现昏迷或脑疝形成表现为重度意识障碍者诊断为重度中毒。急性碘甲烷中毒的小脑性共济失调、精神障碍症状随急性脑水肿的恢复很快好转，因此将小脑性共济失调、明显精神障碍划归为中度中毒。急性碘甲烷中毒除中枢神经系统损害的表现外，可伴肺、心、肾、周围神经损害，这些损害多发生在中毒性脑病后，不单独发生，症状较轻，并随中毒治愈而恢复，故不列入诊断标准。当出现上述损害时，其诊断及治疗原则可依据相应标准 GBZ 73、GBZ 74、GBZ 76、GBZ 79 进行。

（3）鉴别诊断：急性碘甲烷中毒应与急性溴甲烷中毒、急性二氯乙烷中毒、急性酒精中毒、急性汽油中毒、急性一氧化碳中毒、亚急性小脑病变、多发性硬化、急性脑血管病、中枢神经系统感染性疾病等相鉴别。详细询问职业接触史，密切进行临床观察和必要的实验室检查，对明确诊断有重要意义。

5. 治疗

急性中毒患者应立即脱离现场，更换污染衣物，有皮肤污染者用清水、2%碳酸氢钠液或肥皂水清洗。

本病无特效解毒剂，治疗主要是重点纠正缺氧及防治脑水肿。应及时给予合理的氧疗，高渗脱水剂和利尿剂，早期短程足量应用糖皮质激素，应用促进脑细胞功能恢复药物等对症与支持治疗。国外报道了对 1 名静脉注射 14g 碘甲烷试图自杀的病例采用 N-乙酰半胱氨酸及血液灌流治疗，取得了良好的治疗效果，患者治愈出院。

三、正确使用本标准的说明

（一）适用范围

（1）《职业性急性碘甲烷中毒的诊断》（GBZ 258—2014）适用于职业活动中接触碘甲烷引起急性中毒的诊断和处理。

（2）液态或高浓度碘甲烷可引起皮肤灼伤，其诊断及处理参见 GBZ 51。

（二）接触反应

接触反应是指短期接触较高浓度碘甲烷蒸气后，出现头晕、困倦、乏力、恶心、呕吐等症状，脱离接触后症状多在 72h 内明显减轻或消失。接触反应不属于中毒。

（三）临床特征

急性碘甲烷中毒主要靶器官为中枢神经系统，急性中毒性脑病为主要临床表现，本标准将意识障碍、小脑性共济失调及明显的精神症状作为急性碘甲烷中毒诊断及分级的主要依据。

（1）意识障碍：意识是中枢神经系统对内、外环境中的刺激所做出的有意义的反应能力。急性碘甲烷中毒时，这种反应能力受到减损，可产生意识障碍。正确判断不同程度的意识障碍，对急性碘甲烷中毒引起的中毒性脑病患者的分级诊断、监护和抢救至为重要。意识障碍的分级参见 GBZ 76。

（2）小脑性共济失调：从复视、言语不清、步态不稳和中枢性眼球震颤逐渐发展到眼球运动障碍、构音困难、辨距不良、步态蹒跚和下肢肌张力降低。脑部 MRI 与脑部 CT 等影像学检查有助于评价小脑病变的严重程度，若小脑显示有局限性病灶者表明损伤程度较重。

（3）明显的精神症状：主要表现为定向障碍、幻觉、妄想、精神运动性兴奋或攻击行为。

（张毅南）

参 考 文 献

顾祖维，张巡淼，王佩丽，等.1999.2 例急性碘甲烷中毒患者长期随访报告. 中国职业医学，26（5）：28.

王玲安，蒋淑珍，徐雯.1994. 亚急性碘甲烷中毒 1 例报告. 中国工业医学杂志，7（1）：54.

吴捷，王爱莲.2004. 碘甲烷中毒病例分析. 中国辐射卫生，13（3）：237.

杨丽莉.2004. 脑 MRI 检查在亚急性碘甲烷中毒诊断中的意义. 工业卫生与职业病，30（6）：380.

于义英，董振华，唐咏春，等. 1997. 亚急性碘甲烷中毒性脑病 1 例. 中华劳动卫生职业病杂志，15（1）：41.

张毅南，王玲安，徐雯，等. 2013. 11 例急性碘甲烷中毒临床分析. 中国职业医学，40（2）：112-114.

Appel GB, Galen R, O'Brien J, et al. 1975. Methyl iodide intoxication. A case report. Ann Intern Med, 82（4）：534-536.

Baselga-Monte M, Estadella-Botha S, Quer-Brossa S, et al. 1965. Occupational poisoning by methyl iodide.（in Spanish）Med Lav. 56（8）：592-595.

Ehler E, Latta J, Eichlerova A, et al. 2011. Exposure to iodomethane and dichloromethane associated with a confusional state. Neurotoxicology, 32（3）：307-311.

Garland A, Camps FE. 1945. Methyl iodide poisoning. Br J Ind Med, 2（2）：209-211.

Garnier R, Rambourg-Schepens MO, Müller A, et al. 1996. Glutathione transferase activity and the formation of macromolecular adducts in two cases of acute methyl bromide poisoning. Occup Environ Med, 53（3）：211-215.

Hermouet C, Carnier R, Efthymiou M, et al. 1996. Methyl iodide poisoning：report of two cases. Am J Ind Med, 30（6）：759-764.

Nair JR, Chatterjee K. 2010. Methyl iodide poisoning presenting as a mimic ofacute stroke：a case report. J Med Case Rep, 4（1）：1-4.

Schwartz MD, Obamwonyi AO, Thomas JD, et al. 2005. Acute methyl Iodide exposure with delayed neuropsychiatric sequelae：report of a case. Am J Ind Med, 47（6）：550-556.

第十三章　职业性氯丁二烯中毒的诊断

职业性氯丁二烯（chloroprene）中毒是指在职业活动过程中吸入氯丁二烯气体和（或）皮肤接触氯丁二烯所致的急性或慢性疾病。急性中毒以中枢神经系统抑制和呼吸系统急性损害的表现为主；慢性中毒以肝损害、神经衰弱综合征为主，多数病例尚有脱发表现。

一、诊断及分级标准

于 2015 年 4 月 21 日发布，并于 2015 年 11 月 1 日实施的《职业性氯丁二烯中毒的诊断》（GBZ 32—2015）中，将职业性氯丁二烯中毒分为急性氯丁二烯中毒和慢性氯丁二烯中毒两种，急性中毒和慢性中毒均分为轻度、中度和重度三级。

（一）急性氯丁二烯中毒

1. 轻度中毒

短期内接触较高浓度氯丁二烯后，出现头晕、头痛、乏力、恶心、呕吐、胸闷、气急等症状，以及眼结膜充血、咽部充血等体征，并具备下列表现之一者：①急性轻度中毒性脑病，如轻度意识障碍、步态蹒跚（参见 GBZ 76）；②急性气管-支气管炎（参见 GBZ 73）。

2. 中度中毒

出现下列表现之一者：①急性中度中毒性脑病，如中度意识障碍、共济失调等表现（参见 GBZ 76）；②急性支气管肺炎或间质性肺水肿（参见 GBZ 73）。

3. 重度中毒

出现下列表现之一者：①急性重度中毒性脑病，如重度意识障碍（参见 GBZ 76）；②肺泡性肺水肿（参见 GBZ 73）。

（二）慢性氯丁二烯中毒

1. 轻度中毒

具有 1 年以上（含 1 年）氯丁二烯职业接触史，出现头晕、头痛、倦怠、乏力、失眠、易激动、记忆力减退等临床症状，并具备下列表现之一者：①中度至重度脱发和神经衰弱综合征；②慢性轻度中毒性肝病（参见 GBZ 59），可伴有血清蛋白电泳 β 球蛋白比值自身前后对比降低 20% 以上。

2. 中度中毒

出现慢性中度中毒性肝病（参见 GBZ 59）。

3. 重度中毒

出现慢性重度中毒性肝病（参见 GBZ 59）。

二、修订内容和依据

GBZ 32—2015 与 GBZ 32—2000 相比主要修改如下：

1. 将"诊断原则"分成"急性中毒"及"慢性中毒"两部分

由于本标准内容包含急性中毒的诊断及慢性中毒的诊断两个部分，而氯丁二烯急性中毒与慢性中毒是决然不同的两个类型，如病程、临床表现、实验室指标、诊断分级及治疗等均不同，则诊断原则也就必然不同。因此，GBZ 32—2015 标准将诊断原则分成急性中毒和慢性中毒两个部分阐述。

氯丁二烯导致的急性中毒一般由事故引起。高浓度氯丁二烯蒸气对眼和呼吸道黏膜有局部刺激作用，大量吸入对中枢神经有明显麻醉作用。中枢神经损害主要为急性中毒性脑病，出现意识障碍及共济失调等；呼吸系统急性损害主要有急性支气管炎、急性支气管肺炎、肺水肿等临床表现。因此，GBZ 32—2015 标准将急性中毒诊断原则修改为"以中枢神经系统和（或）呼吸系统急性损害为主的临床表现"。

中枢神经损害及肝脏损害是氯丁二烯慢性中毒的主要临床表现。长期较低浓度氯丁二烯吸入对中枢神经系统产生功能损害，早期临床表现主要为神经衰弱综合征。肝功能试验生化指标异常及肝脏肿大是慢性中毒诊断及诊断分级的重要指标之一。因此，GBZ 32—2015 标准将原标准的诊断原则"以麻醉作用或肝脏损害为主的临床表现"修改成"以肝脏损害及神经系统损害为主的临床表现"。

2. 慢性中毒诊断原则明确了长期密切接触氯丁二烯的最低时限

文献报道某氯丁二烯合成企业对专业工龄 16～26 年的作业工人进行体检观察，结合氯丁二烯中毒的毒作用特点，当时依据 GB 8790—88 诊断了 21 例慢性氯丁二烯中毒性肝病患者，并根据 21 例患者的临床资料对氯丁二烯中毒特点及诊断指标进行分析，得出氯丁二烯中毒性肝病的发生是在长期接触较高浓度氯丁二烯后逐渐发生的。21 例患者上岗前均无肝脾大病史，但分别在接触氯丁二烯 1～20 年后才逐渐出现肝大，肝大发生时间平均 9.0 年，肝大的程度和硬度的增加也是渐进性的，但肝功能异常率不高。21 例的 HBV 全部阴性。出现肝大之前多数患者具有神经衰弱综合征和中至重度脱发。另有文献记载接触氯丁二烯后，发生肝大的约 2/3 患者质度为Ⅱ°，或开始为Ⅰ°逐渐变为Ⅱ°，肝脏损害发生时间平均为 13 年（3～21 年）。上述可见两组肝病的发生分别在接触氯丁二烯 1～20 年和 3～21 年，最短的工龄分别为 1 年和 3 年，因此将氯丁二烯慢性中毒发生的职业接触史的最低时限定为 1 年以上（含 1 年）。

3. 删除"观察对象"，增加"接触反应"及其相关内容

慢性氯丁二烯引起的中毒性肝病是在长期接触较高浓度氯丁二烯后逐渐发生的，所需职业接触氯丁二烯时间为 1～20 年，跨度较大，难以确定观察期限；在观察期内如何对劳动者安排工作也有一定难度。而且《职业性中毒性肝病诊断标准》（GBZ 59—2010）中已删除了观察对象。故本次标准修订将观察对象条款删除。有些劳动者短期内接触较高浓度氯丁二烯后，出现头晕、头痛、流泪、咽干痛、咳嗽、胸闷、气急、恶心等症状，但无阳性体征，胸部 X 线无异常，并于脱离接触 72 h 内症状明显减轻或消失。为处理部分人群，本次修订增加了"接触反应"条款。

4. 将诊断分级由轻度中毒、重度中毒二级改为轻度中毒、中度中毒、重度中毒三级

职业性氯丁二烯中毒诊断标准最早是在 20 世纪 80 年代制定的（GB 8790—1988）。当时限于病例数相对较少等原因，仅将诊断分级定为二级。2002 年 5 月对 GB 8790 标准的书写格式做了规范化修改，并将标准名称改为《职业性氯丁二烯中毒诊断标准》（GBZ 32—2002），但标准的诊断分级及处理原则自 1988 年迄今未曾做过调整。由于二级诊断跨度较大，有些临床表现处于轻度中毒和重度中毒之间患者，无法归类。目前，已制定和发布的《职业性急性化学物中毒性呼吸系统疾病诊断标准》（GBZ 73）、《职业性急性化学物中毒性神经系统疾病诊断标准》（GBZ 76）和《职业性中毒性肝病诊断标准》（GBZ 59）均将诊断分级定为三级。为与上述三个标准保持一致，使标准更具可操作性，本次修订将诊断分级由轻度中毒、重度中毒二级改为轻度中毒、中度中毒、重度中毒三级。

5. 附录 A 增加了氯丁二烯中毒性肝病诊断的相关内容说明

氯丁二烯中毒性肝病与其他慢性肝病的临床表现不完全相同。首先，前者发病初期消化道症状可不明显，且常伴有神经衰弱综合征和发生不同程度脱发和指甲变色等特点；而其他肝病发病早期消化道症状及肝功能异常明显。其次，血清蛋白电泳检测结果不一致，前者表现为白蛋白比值升高，β 球蛋白比值降低，α 球蛋白和 γ 球蛋白无显著改变；其他肝病则相反，其血清蛋白电泳表现为白蛋白比值下降，白球比例（A/G）降低或倒置，γ 球蛋白比值升高。

三、正确使用本标准的说明

（一）适用范围

《职业性氯丁二烯中毒的诊断标准》（GBZ 32—2015）适用于从事氯丁二烯生产、聚合、断链、长网、干燥、压胶的操作人员，以及各种含有氯丁二烯单体的氯丁橡胶、胶乳、黏合剂等生产和加工及分析检验人员发生急性和慢性中毒的诊断和处理。

（二）临床特征

（1）急性氯丁二烯中毒的临床表现以中枢神经系统及眼和呼吸道急性损害为主。由于氯丁二烯具有麻醉作用，吸入高浓度后可使患者迅速麻痹而陷入昏迷状态，脱离现场后大部分于可在短时间内清醒。较高浓度吸入尚可迅速抑制呼吸中枢，可在发病早期即出现呼吸困难或呼吸骤停。

（2）慢性氯丁二烯中毒首先出现神经衰弱综合征表现，继而出现肝损害。神经衰弱综合征为非特异性，客观性较差，故未单独列为诊断分级指标，但由于其发生率高而作为慢性中毒诊断的前提条件。

（3）长期接触氯丁二烯劳动者多发生脱发，但不是所有接触者皆发生。氯丁二烯引起的脱发在脱离接触后可逐渐自行恢复。脱发程度分为：①轻度，用手轻抹头顶，即有较多的头发脱落；②中度，头发脱落至明显稀疏程度；③重度，头发基本脱光，可伴有眉毛、腋毛、阴毛的脱落。

（4）指甲变色常在接触氯丁二烯 15～30d 出现。从指甲根部起始出现紫褐色，常先累及双侧或一侧的拇指指甲。脱离作业 3 周后，色斑变淡，随指甲生长，紫褐色向远端推进，甲根部又出现正常的指甲色。若再接触则指甲变色，又可反复，故指甲变色可作为接触氯丁二烯的佐证。

（5）血清蛋白电泳 β 球蛋白比值降低属氯丁二烯中毒性肝病的特征之一。β 球蛋白比值自身前后对比降低 20% 以上为判定中毒诊断界限值。自身对比方法：①接触氯丁二烯作业前后 β 球蛋白比值自身对比；②脱离接触氯丁二烯作业治疗 1～2 个月后，β 球蛋白比值自身对比。脱离氯丁二烯接触后 β 球蛋白比值可恢复正常，重新接触又迅速下降。

（李思惠　闫丽丽）

参 考 文 献

胡训军，李思惠，黄金祥. 2015. 氯丁二烯对人体健康损害研究概况. 职业卫生与应急救援，15（1）：17-21.

李寿祺. 1984. 氯丁二烯的毒作用及其预防. 化工劳动保护（工业卫生与职业病分册），16（2）：37.

田仁云，王沄，万荣生，等. 1990. 长期接触氯丁二烯作业工人的神经系统损害. 中国工业医学杂志：3（2）：35.

王仁仪，王宗全，宿萍，等. 1999. 氯丁二烯中毒性肝病诊断要点探讨. 职业卫生与病伤，

14（3）：141-143.

王仁仪，王宗全，王玉彬，等. 1986. 血清蛋白电泳对氯丁二烯中毒诊断价值的探讨. 职业医学，13（6）：39.

王沄，田仁云，高翔，等. 1993. 三硝基甲苯与氯丁二烯中毒性肝病的临床比较. 中国工业医学杂志，6（1）：27.

王沄，田仁云，穆进军，等. 1989. 慢性氯丁二烯中毒诊断指标的探讨，山西医学院学报，20（3）：151-152.

王宗全，王仁仪，王玉彬. 1987. 氯丁二烯作业工人脱发、指甲变色的18年临床观察. 职业卫生与病伤，2（1）：17-19.

杨素峰，于建梅. 1987. 氯丁二烯职业中毒临床观察20年体会. 化工劳动保护（工业卫生与职业病分册），（2）：16-18.

杨素峰. 1984. 急性氯丁二烯中毒5例报告. 中国职业医学，11（3）：45.

张睿，仲来福，马秀兰. 1996. 氯丁二烯所致接触工人不良健康效应的生物标志研究. 中国工业医学杂志，9（2）：79-80.

Pagan I. 2007. Chloroprene：overview of studies under consideration for the development of an IRIS assessment. Chem Biol Interact，166（1-3）：341-351.

Rickert A，Hartung B，Kardel B，et al. 2012. A fatal intoxication by chloroprene. Forensic Sci Int，215（1-3）：110-113.

第十四章 职业性急性苯的氨基、硝基化合物中毒的诊断

职业性急性苯的氨基、硝基化合物中毒是指在职业活动中，短期内接触高浓度苯的氨基、硝基化合物所致的以高铁血红蛋白血症为主的全身性疾病，可伴有溶血性贫血及肝、肾损害。

一、诊断及分级标准

于 2015 年 9 月 9 日发布，并于 2016 年 3 月 1 日实施的《职业性急性苯的氨基、硝基化合物中毒的诊断》（GBZ 30—2015）中，将职业性急性苯的氨基、硝基化合物中毒分为轻度、中度和重度三级。

1. 轻度中毒

口唇、耳郭、指（趾）端轻微发绀，可伴有头晕、头痛、乏力、胸闷等轻度缺氧症状，血高铁血红蛋白浓度≥10%。

2. 中度中毒

皮肤、黏膜明显发绀，出现心悸、气短、恶心、呕吐、反应迟钝、嗜睡等明显缺氧症状，血高铁血红蛋白浓度≥10%，且伴有以下任何一项者：①轻度溶血性贫血，变性珠蛋白小体可升高（参见 GBZ 75）；②急性轻、中度中毒性肝病（参见 GBZ 59）；③轻、中度中毒性肾病（参见 GBZ 79）；④化学性膀胱炎。

3. 重度中毒

皮肤、黏膜重度发绀，可伴意识障碍，血高铁血红蛋白浓度≥10%，且伴有以下任何一项者：①重度溶血性贫血（参见 GBZ 75）；②急性重度中毒性肝病（参见 GBZ 59）；③重度中毒性肾病（参见 GBZ 79）。

二、修订内容和依据

GBZ 30—2015 与 GBZ 30—2002 相比主要修改如下：

（1）修改了高铁血红蛋白测定值的诊断分级条款。GBZ 30—2002 诊断标准中以高铁血红蛋白水平作为诊断的必要条件和主要分级依据。经过多年的临床实践，发现以高铁血红蛋白浓度为分级指标在实际工作中往往难以做到。本次修订以皮肤、黏膜发绀等临床表现及脏器损害程度作为诊断分级的主要指标，将测得血中高铁血红蛋白浓度≥10%作为诊断的起点，而未将血中高铁血红蛋白水平作为诊断分级的依据。其原因如下：①高铁血红蛋白很不稳定，临床用还原药物后变化迅速，检测结果难以赶上病情变化。实验发现，苯的氨基、硝基化合物暴露后 2～5h 血液中高铁血红蛋白浓度达高峰值，7h 下降 30%。另报道称，亚甲蓝可将高铁血红蛋白的半衰期由 15～20h 降至 40～90min。鉴于实际工作中难以做到早期采样、快速测定，且许多情况下为了急救需要采样之前已经使用了亚甲蓝等还原药物，故检测结果常常与临床表现不相符。②高铁血红蛋白血症有特殊的临床表现，根据发绀等特殊体征一般容易做出临床诊断，无需过于依赖生物标志物判定。③欧盟（2009）及美国 NIOSH 的诊断指南中均写明高铁血红蛋白浓度≥10%时，可出现发绀，但并未根据高铁血红蛋白值进行诊断分级。④该类化合物种类繁多，不同毒物形成高铁血红蛋白血症的能力不同，常合并其他脏器损伤，如 5-硝基邻甲苯胺、2-甲基-4-硝基苯胺、对亚硝基二甲苯胺、3-氯-2-甲基苯胺等中毒，高铁血红蛋白血症的特征表现为并不明显，而主要表现为肝脏、皮肤或膀胱损害，如一味强调高铁血红蛋白值，容易误诊误治。

（2）增加尿中对氨基酚或对硝基酚作为中毒辅助诊断指标。尿中对氨基酚及对硝基酚为苯的氨基、硝基化合物在人体内的代谢产物，经肾脏排泄。其稳定性好，测定结果能够反映接触-吸收水平。我国已制定其测定方法，包括《尿中对氨基酚的分光光度测定方法》（WS/T 55—1996）、《尿中对氨基酚的高效液相色谱测定方法》（WS/T 56—1996）、《尿中对硝基酚的分光光度测定方法》（WS/T 57—1996）、《尿中对硝基酚的高效液相色谱测定方法》（WS/T 58—1996），因此将尿中对氨基酚或对硝基酚作为中毒辅助诊断或鉴别指标可行，也为下一步确定其在急性中毒中的剂量-反应关系、开展职业健康监护奠定基础。

（3）调整相关靶器官诊断分级条款，使之与急性中毒总则标准相一致。急性苯的氨基、硝基化合物中毒以高铁血红蛋白血症、溶血性贫血、中毒性肝病、肾脏损害为主要临床表现，其严重程度作为诊断分级的主要指标。苯的氨基硝基化合物属于典型的血液毒物，新的血液总则标准中"中毒性高铁血红蛋白血症"部分，把轻度肝脏损害列为中度，而新的职业性中毒性肝病、肾病等标准均分为三级，为使本标准与血液、肝脏、肾脏等总则标准均一致，我们将轻-中度中毒性肝病、肾病列入中度中毒分级条款，将重度中毒性肝病、肾病列为重度中毒的分级条款。

（4）长期低浓度或较高浓度接触苯的氨基、硝基化合物，可引起单纯的肝脏损害，临床医师可按照《职业性中毒性肝病的诊断》（GBZ 59）标准进行诊断。

（5）增加了附录 B，常见苯的氨基、硝基化合物种类包括：①苯胺类，苯胺、氯苯胺、3-氯-2-甲基苯胺、邻乙基苯胺、三氟苯胺、二氟苯胺、苯胺基乙腈、对异丙基苯胺、亚甲基双苯胺、氟氯苯胺、苯二胺、邻甲苯胺、双乙酰苯胺、4-甲氧基苯胺等；②硝基苯类，硝基苯、二硝基苯（间二硝基苯、对二硝基苯、邻二硝基苯）、硝基氯苯、3-氯-2,4-二氟硝基苯、对硝基苯甲酰胺等；③硝基苯胺类，硝基苯胺、2-甲基-4-硝基苯胺、对硝基邻甲苯胺、5-硝基邻甲苯胺、2,6-二氯-4 硝基苯胺等。

三、正确使用本标准的说明

（一）适用范围

（1）《职业性急性苯的氨基、硝基化合物中毒的诊断》（GBZ 30—2015）适用于职业活动中接触苯的氨基、硝基化合物所引起的急性中毒的诊断及处理。

（2）本标准不适用于职业性三硝基甲苯中毒的诊断及处理。

（二）职业接触途径

在职业活动中，本类毒物以粉尘、液体或蒸气的形态存在于工作场所，直接或间接污染皮肤是引起急性中毒的主要原因，其蒸气经呼吸道吸入也可引起中毒。在病因分析和中毒程度判定时，要充分考虑皮肤污染的程度。及时彻底清除皮肤污染也是治疗的重要措施之一。

（三）临床表现

急性苯的氨基、硝基化合物中毒主要损害靶器官血液系统，一是生成高铁血红蛋白，使之失去携氧的功能，而致缺氧和发绀；二是溶血作用，即对红细胞的破坏作用。此外，本类化合物还可引起中毒性肝病，肾损害和化学性膀胱炎，急性、慢性接触性皮炎等。

1. 高铁血红蛋白血症

急性苯的氨基、硝基化合物中毒早期突出的表现为发绀，此时其他表现可不明显，此特点有助于本类化合物中毒的早期诊断。发绀是由于血中高铁血红蛋白增加，表现为皮肤及黏膜呈现青紫现象。当血中高铁血红蛋白浓度达 10% 以上，即可出现发绀。轻微发绀：患者出现口唇、鼻尖、耳垂等末梢部位的青紫，可无明显不适症状；明显发绀：患者全身皮肤、黏膜明显呈紫色，伴有乏力、头晕、气短等明显缺氧症状，血氧饱和度可降低；重度发绀：全身性皮肤黏膜呈铅灰色，常伴有呼吸困难、心跳加快、恶心、呕吐、昏迷等严重缺氧症状。

2. 继发性溶血

苯的氨基、硝基化合物的溶血作用与高铁血红蛋白的形成关系密切，但又不完全平行。硝基苯、邻硝基氯苯、对硝基氯苯、邻硝基甲苯等形成高铁血红蛋白的作用较强，而间二硝基苯、间硝基苯胺、对硝基苯胺形成变性珠蛋白小体（赫恩滋小体）的作用较强，更易发生溶血。变性珠蛋白小体与溶血相关，通常于中毒后 7～24h 检出，24～72h 达高峰，>25% 易发生溶血，重度中毒常 >50%。本标准把变性珠蛋白小体升高作为中度中毒的分级指标之一。

3. 化学性膀胱炎

苯胺类较易引发，主要是该类毒物及代谢产物经膀胱排泄过程中，对膀胱黏膜产生刺激作用。其临床症状有尿频、尿急、尿痛、血尿、尿失禁、膀胱痉挛等，应与尿路感染相鉴别。

4. 肝、肾脏器损害

苯的氨基、硝基化合物可直接或间接造成肝、肾脏器损害，可参照 GBZ 59、

GBZ 79 进行病情分级诊断。急性苯的氨基、硝基化合物中毒后，一般经过 2～7d 的潜伏期可出现黄疸、恶心、食欲缺乏、肝功能异常等中毒性肝病的表现，也可出现腰痛、尿色异常、尿少、排尿困难等肾脏损害的表现，随着病情恢复多可治愈。长期低浓度或间断较高浓度接触苯的氨基、硝基化合物，可致肝功能异常。

5. 皮肤损害

接触苯的氨基、硝基化合物可引起刺激性接触性皮炎或过敏性皮炎，长期反复不愈可致湿疹样变；高浓度可引起局部化学灼伤，特别是刺激性较强的苯胺类，可按照 GBZ18、GBZ 51 进行诊断处理。

（四）诊断及分级的主要依据

根据短期内接触较大量苯的氨基、硝基化合物的职业史，以高铁血红蛋白血症、血管内溶血及肝脏、肾脏损害为主要临床表现，结合现场职业卫生学调查和实验室检查结果，进行综合分析，排除其他原因所引起的类似疾病后，方可诊断。

分级应主要依据临床高铁血红蛋白血症、溶血及肝、肾脏器损害程度综合判定。一般血高铁血红蛋白浓度≥10%即可出现中毒症状，所以把此指标作为诊断起点，但应注意高铁血红蛋白形成后可自然还原，用亚甲蓝等还原药物治疗后下降迅速，常导致测定的结果与临床表现不平行。变性珠蛋白小体测定有助于溶血的判定；尿中对氨基酚或对硝基酚可作为中毒的辅助诊断指标。

苯的氨基、硝基化合物种类很多，共性是形成高铁血红蛋白，有的毒性较特殊，如 2-甲基-4 硝基苯胺、5-硝基邻甲苯胺中毒以肝损害为主，对亚硝基二甲苯胺对皮肤具有明显刺激和致敏作用，3-氯-2-甲基苯胺则以化学性膀胱炎为主要受刺激表现。邻甲苯胺、对甲苯胺、对氯邻甲苯胺、β-对异丙基苯胺等既可形成高铁血红蛋白，又可引起化学性膀胱炎。

（五）鉴别诊断

本病需与能导致高铁血红蛋白血症的其他疾病相鉴别，如：急性亚硝酸盐中毒、肠源性发绀、某些药物中毒等。常见的可导致高铁血红蛋白的药物或其他化学品有帕马喹（扑疟喹）、亚硝酸盐、亚硝酸乙酯、伯氨喹、氯酸钾、碱式硝酸铋（次硝酸铋）、磺胺类、非那西丁、苯丙砜、多黏菌素 B、醚类、氮氧化物、硝基甲烷等。急性亚硝酸盐中毒导致的高铁血红蛋白血症通常不伴有溶血性贫血及中毒性肝损害，应结合病史对其排除。变性珠蛋白小体亦可由其他疾病引起，如不稳定血红蛋白病、6-磷酸葡萄糖脱氢酶缺陷症等。

（六）治疗

1. 亚甲蓝的治疗作用

亚甲蓝小剂量治疗时为还原作用，大剂量时为氧化作用。高铁血红蛋白血症应使用小剂量亚甲蓝治疗，疗效不明显时，应积极寻找原因，而不应盲目反复应用。

2. 血液净化疗法

轻、中度中毒患者一般不需要，重度中毒患者伴有严重溶血性贫血或肝、肾功能损害时，可根据病情及早选择适宜的血液净化疗法。

（闫永建　宋平平）

参 考 文 献

金永才. 2003. 急性 3-氯-2-甲基苯胺群体中毒报告. 职业卫生与应急救援，21（1）：39.

罗东黎. 1996. 急性邻乙基苯胺中毒性出血性膀胱炎 10 例报告. 湖南医学，13（4）：245.

马德元，马文彦. 1999. 苯的氨基、硝基化合物急性中毒 290 例临床分析. 中华劳动卫生职业病杂志，17（2）：115-116.

孟军，姜峰杰，李桂芳. 2007. 5-硝基邻甲苯胺致亚急性中毒性肝病三例. 中华劳动卫生职业病杂志，25（3）：163-164.

万继英. 2010. 苯胺急性中毒血液中变性珠蛋白小体的检测及防治措施. 医学信息，23（6）：15.

闫永建，宋平平，张凤林，等. 2014. 102 例急性苯的氨基、硝基化合物中毒临床分析. 中国职业医学，41（3）：297-300.

朱小予，陈浩坤，朱月田，等. 1999. 2-甲基-4-硝基苯胺中毒性肝病 13 例临床分析. 中国工业医学杂志，12（2）：97-98.

Albrecht W，Neumann HG. 1988. Biomonitoring of aniline and nitrobenzene. Int Arch Occup Environ Health，60：151-155.

European Commission. 2009. Information notices on occupational diseases：a guide to diagnosis.

International Programme on Chemical Safety（IPCS）. 2003. Nitrobenzene Environmental Health Criteria 230. Geneva：WHO.

NIOSH. 1992. Occupational Health Guideline for Aniline.

NIOSH. 1995. Occupational Health Guideline for Benzidine.

NIOSH.1978. Occupational Health Guideline for Nitrobenzene.

Skold A，Cosco DL，Klein R. 2011. Methemoglobinemia：pathogenesis，diagnosis，and management. Southern Med J，104（11）：757-761.

第十五章　职业性丙烯酰胺中毒的诊断

职业性丙烯酰胺（acrylamide）中毒是指在生产和使用过程中因密切接触丙烯酰胺所致以神经系统损害为主的全身性疾病。短期接触大量丙烯酰胺后可引起以中枢神经系统功能障碍为主的临床表现；长期接触丙烯酰胺后则可引起以多发性周围神经损害为主的临床表现。

一、诊断及分级标准

于 2015 年 4 月 21 日发布，并于 2015 年 11 月 1 日实施的《职业性丙烯酰胺中毒的诊断》（GBZ 50—2015）中，将职业性丙烯酰胺中毒分为急性和慢性两种，急性中毒分为轻度和重度两级，慢性中毒分为轻度、中度和重度三级。

（一）急性中毒

1. 轻度中毒

短期接触大量丙烯酰胺后，出现头痛、头晕、乏力，接触局部皮肤多汗、湿冷、红斑、脱皮，或伴四肢麻木并同时具有下列表现之一者：①轻度意识障碍（参见 GBZ 76）；②小脑性共济失调如持物不稳、站立不稳或步态蹒跚。

2. 重度中毒

在轻度中毒表现基础上，具有下列表现之一者：①中度或重度意识障碍（参见 GBZ 76），可伴有癫痫样发作；②出现明显的精神症状（参见 GBZ 76）。

（二）慢性中毒

1. 轻度中毒

长期接触丙烯酰胺，局部皮肤出现多汗、湿冷、脱皮、红斑或肢端麻木、刺痛、下肢乏力等症状，同时具有下列表现之一者：①四肢对称性手套样、袜套样分布的痛觉、触觉障碍，肢体远端音叉震动觉减退，伴跟腱反射减弱；②神经-肌电图检查提示轻度周围神经损害（参见 GBZ/T 247）。

2. 中度中毒

在轻度中毒基础上，具有下列表现之一者：①四肢震动觉或痛觉、触觉障碍水平达肘、膝以上，伴跟腱反射消失；②肢体肌力减退至 3 级；③深感觉明显障碍伴感觉性共济失调；④神经-肌电图检查提示明显周围神经损害（参见 GBZ/T 247）。

3. 重度中毒

在中度中毒基础上，具有下列表现之一者：①肢体肌力减退至 2 级及以下；②四肢远端明显肌肉萎缩；③神经-肌电图检查提示严重周围神经损害（参见 GBZ/T 247）。

二、修订内容和依据

GBZ 50—2015 与 GBZ 50—2002 相比主要修改如下：

1. 增加了急性丙烯酰胺中毒的诊断原则、诊断分级和处理原则，并将标准名称改为职业性丙烯酰胺中毒的诊断

在临床工作中，有些经皮肤和呼吸道途径短期内吸收大量、高浓度丙烯酰胺的病例主要表现为头晕、头痛、共济失调、意识障碍、精神障碍等症状，与常见的慢性中毒以周围神经系统损害为主者明显不同。为了准确、及时地对这些急性中毒患者进行诊治和劳动能力鉴定，有必要增加急性中毒的诊断。

急性丙烯酰胺中毒可因口服或由皮肤及呼吸道大量吸收引起。临床病例总结发现，急性职业性丙烯酰胺中毒主要发生于短期内经皮肤或呼吸道接触量较大时，出现急性中枢神经系统功能障碍，如运动失调、震颤、兴奋、幻觉、痉挛甚至死亡，这些病例应诊断为急性中毒。丙烯酰胺作为商品有晶体和水溶液两种形态，丙烯酰胺晶体沸点 125℃，熔点 84～85℃，在高于熔点温度及紫外线环境下易发生聚合反应，工业生产中主要使用丙烯酰胺水溶液。由于丙烯酰胺水溶性大，实验发现可通过皮肤大量吸收，吸收率可达 39%～44%。在临床实践中也发现，即使工作环境空气中丙烯酰胺的检测浓度在国家规定允许范围内，如果不注意防护，工人也可通过皮肤吸收而导致中毒发生。故在修订标准时，评价接触水平并不单纯依靠在工作场所的空气中检测出的丙烯酰胺的浓度数据，应根据大量皮肤和呼吸道接触史及明显的临床表现进行诊断。

对淄博市职业病防治院的临床病例和文献报道的急性中毒病例进行总结，统计病例标准为短期口服或皮肤接触大量丙烯酰胺 3 个月以内，出现以意识障碍、小脑性共济失调、精神症状等中枢神经系统表现为主，并根据意识障碍情况和伴随症状进行分类。通过病例总结，由皮肤途径吸收和口服途径吸收引起的症状有所不同，如口服途径以恶心、呕吐等消化道症状为主，可伴有意识障碍和精神症状；皮肤吸收者首发症状除皮肤脱皮、多汗外，多以双手精细动作受限、行走、站立不稳和意识障碍为主。丙烯酰胺可由皮肤大量吸收，曾有实验发现，涂抹于人完整皮肤上的丙烯酰胺有 40%左右可由皮肤吸收进入体内。有的劳动者接触丙烯酰胺 1～2d 后即有皮肤脱皮表现，皮肤的角化层脱落后，吸收丙烯酰胺的量将更多，如不加强防护措施且继续大量暴露，将极易导致急性中毒发生。综合临床病例、文献调研，并结合 GBZ 76 的要求，急性丙烯酰胺中毒诊断分级标准包括不同程度的意识障碍、共济失调和精神症状等中枢神经系统功能障碍表现。动物实验证实，口服大量丙烯酰胺急性中毒的大鼠无周围神经元变性，不出现周围神经病表现；慢性中毒组大鼠病理发现坐骨神经和腰段脊髓有严重神经元变性改变，且有周围神经病表现。虽然有些急性中毒患者有四肢麻木症状，但国外文献曾对急性口服丙烯酰胺中毒患者进行神经-肌电图检查而未发现异常；我国由于神经-肌电图检查时间在疾病病程的不同阶段，故临床报道不一，在制定急性丙烯酰胺中毒诊断分级标准时不涉及周围神经病的内容。个别文献报道称，急性丙烯酰胺中毒除了引起中枢神经系统功能障碍外，还可引起视力下降和视野缺损等视神经功能受损表现，有的病例出现声音嘶哑、饮水呛咳等舌咽神经、迷走神经损伤症状，但因病例数少，且这些症状只是患者的主观表现，没有客观检查依据，如视力和视野改变，都是根据患者的主诉得到的检查结果，如果要确定视神经是否有损伤，需要进行视觉诱发电位（visual evoked cortical potentials，VEP）的检查，而这项检查一般在大的综合性医院才具备检查条件，由于临床病例少，又没有完善的客观检查依据，故此次修订标准时，未增加视神经和其他脑神经损伤的内容，需要在今后的工作中进一步积累临床资料。

2. 删除了慢性中毒的观察对象

GBZ 50—2002 标准将具备以下任何一项者列为观察对象，①接触丙烯酰胺的局部皮肤出现多汗、湿冷、脱皮、红斑；②出现肢端麻木、刺痛、下肢乏力、嗜睡等症状；③神经-肌电图显示有可疑神经源性损害。由于观察对象并不属于职业病，且我国现行法律法规中无明确适用于观察对象的条款，GBZ 50—2015 标准删除了观察对象条款。对出现上述三种情况者，可通过定期健康检查进行观察。

3. 在慢性中毒的分级中增加了肌力变化的指标，删除了重度中毒中明显嗜睡及小脑功能障碍的内容

总结临床病例资料发现，慢性丙烯酰胺中毒患者除可见神经-肌电图改变外，多有肌力下降。为了保持国家诊断标准的一致性，参照《职业性慢性化学物中毒性周围神经病的诊断》（GBZ/T 247），对原诊断分级进行了部分修改，在慢性中度中毒和慢性重度中毒诊断指标中增加了肌力改变的内容。由于出现小脑功能障碍及嗜睡等意识障碍发生在短期接触大量丙烯酰胺所引起的急性或亚急性中毒患者中，因此本次标准修改时删除了慢性重度中毒中明显嗜睡及小脑功能障碍的内容。

三、正确使用本标准的说明

（1）适用范围《职业性丙烯酰胺中毒的诊断》（GBZ 50—2015）适用于职业活动中接触丙烯酰胺引起急性中毒和慢性中毒的诊断和处理。

（2）丙烯酰胺有晶体和水溶液两种形态，工业生产中主要使用丙烯酰胺水溶液。在污水处理、石油开采、造纸、纺织、印染等行业及生产聚丙烯酰胺、合成丙烯酰胺、N，N-亚甲基双丙烯酰胺、N-羟甲基丙烯酰胺等工艺过程中均可能发生中毒。

（3）经皮肤吸收是职业性丙烯酰胺中毒的主要途径，因此在病因分析和中毒程度判定时，要充分考虑皮肤污染的程度。

（4）深感觉（震动觉、位置觉）障碍引起的共济失调，为感觉性共济失调，主要表现为闭目站立困难即 Romberg 征（＋）。而小脑功能障碍所致的小脑性共济失调、睁眼闭眼对站立的稳定性影响不大,其主要表现包括精细动作不能、步态蹒跚、眼球水平性震颤、四肢肌张力降低、指鼻及跟膝胫试验不稳、轮替动作失调等。

（5）生产工人在长期接触较小剂量丙烯酰胺的基础上,近期又突然接触大剂量丙烯酰胺后,临床上主要表现为小脑共济失调或意识障碍,并可能同时伴有不同程度的周围神经病表现。这时,应根据其主要临床表现进行诊断和处理。

（6）四肢震动觉障碍及跟腱反射减弱是慢性轻度中毒的早期表现,因此应反复仔细检查这两项体征,检查跟腱反射应取俯卧屈膝位法。

（7）神经-肌电图检查对本病早期诊断有重要意义。慢性丙烯酰胺中毒以周围神经轴索损害为主,因此应重点检查四肢远端肌肉的肌电图及四肢感觉、运动神经传导速度,检查方法及其结果判断基准参见 GBZ/T 247。

（8）以中枢神经系统功能障碍为主要表现的急性丙烯酰胺中毒需要与脑出血或脑栓塞、外伤、癫痫、急性药物中毒、中枢感染性疾病等鉴别;以周围神经损害为主要表现的慢性丙烯酰胺中毒需要排除其他原因引起的周围神经病,如呋喃类、异烟肼、砷、三氯乙烯、氯丙烯、磷酸三邻甲苯酯（TOCP）、甲基正丁基酮、正己烷等中毒及糖尿病、感染性多发性神经炎等。

（9）丙烯酰胺皮肤接触如引起接触部位皮炎,可根据 GBZ 18、GBZ 20 进行诊断和处理。

（毛丽君　张雁林）

参 考 文 献

尚波,傅恩惠. 2009. 职业性丙烯酰胺中毒 49 例临床分析. 工业卫生与职业病,35(1):43-44.

施建莉. 2003. 误服丙烯酰胺中毒 6 例分析. 中华实用医学, 5（18）: 117-118.

王云生. 2003. 职业性丙烯酰胺中毒神经系统损害 37 例. 中华劳动卫生职业病杂志,21（5）: 390-390.

肖柏冲,张学军,孙跃刚. 1999. 1 例急性丙烯酸胺中毒的病理变化. 中国法医学杂志,14(4): 233-235.

Barber DS, Hunt JR, Ehrich MF, et al. 2001. Metabolism, toxicokinetics and hemoglobin adduct formation in rats following subacute and subchronic acrylamide dosing. Neurotoxicology, 22（3）: 341-353.

Crofton KM, Padilla S, Tilson HA, et al. 1996. The impact of dose rate on the neurotoxicity of acrylamide: the interaction of administered dose, target tissue concentrations, tissue damage, and functional effects. Toxicol Appl Pharmacol, 139（1）: 163-176.

Doerge DR, Young JF, Mcdaniel LP, et al. 2005. Toxicokinetics of acrylamide and glycidamide in B6C3F1 mice. Toxicol Appl Pharmacol, 208（3）: 199-209.

Igisu H, Goto I, Kawamura Y, et al. 1975. Acrylamide encephaloneuropathy due to well water pollution. J Neurol Neurosurg Psychiatry, 38（6）: 581-584.

Igisu H, Kinoshita Y. 2007. Magnetic resonance for evaluation of toxic encephalopathies: Implications from animal experiments. Neurotoxicology, 28（2）: 252-256.

Lopachin RM, Gavin T. 2008. Acrylamide-induced nerve terminal damage: relevance to neurotoxic and neurodegenerative mechanisms. J Agric Food Chem, 56（15）: 5994-6003.

Lopachin RM, Gavin T. 2012. Molecular mechanism of acrylamide neurotoxicity: lessons learned from organic chemistry. Environ Health Perspect, 120（12）: 1650-1657.

Lopachin RM. 2004. The changing view of acrylamide. Neurotoxicity, 25（4）: 617-630.

Schettgen T, Kütting B, Hornig M, et al. 2004. Trans-placental exposure of neonates to acrylamide-a pilot study. Int Arch Occup Environ Health, 77（3）: 213-216.

第十六章 职业性急性二甲基甲酰胺中毒的诊断

职业性急性二甲基甲酰胺（dimethylformamide，DMF）中毒是指在职业活动中，短期内接触较大量二甲基甲酰胺引起以肝损害为主的疾病。

一、诊断及分级标准

于 2014 年 10 月 13 日发布，并于 2015 年 3 月 1 日实施的《职业性急性二甲基甲酰胺中毒的诊断》（GBZ 85—2014）中，将职业性急性二甲基甲酰胺中毒分为轻度、中度和重度三级。

1. 轻度中毒

短期内接触较大量二甲基甲酰胺后，出现头晕、恶心、呕吐、食欲缺乏、腹痛等症状，并具有急性轻度中毒性肝病（参见 GBZ 59）。

2. 中度中毒

在轻度中毒的基础上，具有下列一项者：①急性中度中毒性肝病（参见 GBZ 59）；②急性轻度中毒性肝病伴急性糜烂性胃炎或急性出血性胃肠炎。

3. 重度中毒

在中度中毒的基础上，具有下列一项者：①急性重度中毒性肝病（参见 GBZ 59）；②急性中度中毒性肝病伴急性糜烂性胃炎或急性出血性胃肠炎。

二、修订内容和依据

GBZ 85—2014 与 GBZ 85—2002 相比主要修改如下：

1. 本标准适用范围增加了职业性接触二甲基乙酰胺所引起的急性中毒的诊断及处理

二甲基乙酰胺（*N*,*N*-dimethylacetamide，DMAC）是一种低毒类有机溶剂，能与水、醚、酮、酯等完全互溶，具有热稳定性高、不易水解、腐蚀性低、毒性小等特点，为工业上常用的有机溶剂。DMAC 易通过皮肤和呼吸道吸收，侵入机体后，其主要作用靶器官为肝脏，目前国内外均有 DMAC 引起急性中毒的相关报道。我国郑步云等报道，某氨纶企业纺丝车间退绕岗位一名职工在接触 DMAC 1 个月后体检发现肝功能异常，入院后复查肝功能示各项指标进一步恶化，并出现意识不清等肝性脑病表现，诊断为急性重型肝炎。张亮等报道两例氨纶制造业工人分别在接触 DMAC 4 个月和 7 个月后出现乏力、食欲缺乏、皮肤巩膜黄染等表现，检查血 ALT、AST、总胆红素均明显升高，符合急性肝损害的表现。寿卫国等对氨纶生产企业的 424 名接触工人的研究发现，DMAC 致肝脏损害病例 44 名，肝功能异常发生率为 10.38%。上述文献报道均表明接触 DMAC 的工人可出现肝脏损害，肝损害病例分为肝细胞型和胆汁淤积型两种类型，其中肝细胞型肝病占 20.45%，胆汁淤积型肝病占 79.55%。国外 Jung 等对 DMAC 引起肝脏损伤的病例对照研究发现，肝损伤组 38 人潜伏期大多小于 2 个月，且均未超过 6 个月。其肝毒性主要表现为肝细胞型的肝脏损伤。Lee 等通过对弹性纤维工厂车间调查和对接触工人的健康体检资料总结分析发现，在生产弹性纤维的企业中 DMAC 引起肝损伤的发病率为每人年 0.089，并具有剂量依赖性，高暴露组发病率比低暴露组高 7~10 倍。

目前研究认为，DMAC 在化学结构和理化性质上与 DMF 类似。由于 DMF 的毒性高于 DMAC，因此 DMAC 替代 DMF 势在必行，其需求量必将大大增加。2006 年，我国 DMAC 总年产能力约 15 000 千克，特别是在氨纶抽丝方面年增长量超过 15%。也有研究表明，DMF 经皮肤吸收占 13%~36%，DMAC 经皮肤吸收可达到 40.4%，DMAC 比 DMF 更易经皮肤吸收造成职业中毒，对 DMAC 引起的急性职业性中毒应引起重视。但目前无急性职业性 DMAC 中毒的诊断标准，根据课题组收集的资料，结合《职业性急性化学物中毒的诊断（总则）》（GBZ 71）和《职业性中毒性肝病诊断标准》（GBZ 59），认为职业性急性 DMAC 中毒的诊断可参照 GBZ 85 执行。

2. 将中毒性肝病伴急性糜烂性胃炎或急性出血性胃肠炎作为诊断分级的指标之一

GBZ 85—2002 诊断起点为临床表现符合急性轻度中毒性肝病或出血性胃肠炎任一条件者可诊断为轻度 DMF 中毒。从近年临床实践经验和 DMF 中毒的临床损害特点来看，DMF 是明确的肝脏毒物，其公认的靶器官是肝脏。为与《职业性中毒性肝病诊断标准》（GBZ 59）和《职业性急性化学物中毒的诊断（总则）》（GBZ 71）对相关化学物中毒诊断及分级的标准保持一致，GBZ 85—2014 标准将职业接触 DMF 出现急性轻度肝损害作为其诊断起点。

临床资料显示，DMF 与其他肝脏毒物引起的损害有所不同，DMF 中毒者除出现乏力、食欲缺乏等肝损害症状外，常伴明显的腹痛，重者表现为腹部剧烈的灼痛或绞痛，多在上腹及脐周，亦可遍及全腹部，上腹部及脐周可有压痛。在 1006 例诊断为接触反应到重度中毒的患者中，60.2%病例出现腹痛，但腹痛的原因及发生机制尚不明确。在 1006 例患者中，经胃镜检查 121 例，检查率为 12.0%，异常者为 75 例，异常检出率为 62.0%。镜下表现：轻者为弥漫性或局限性的黏膜充血、水肿，可伴糜烂，重者可出现点状或簇状出血。其中，表现为急性糜烂性胃炎者 45 例，占 37.2%，急性糜烂性胃炎伴点状出血者 12 例，占 9.9%，急性浅表性胃炎者 29 例，占 24%，溃疡者 4 例，充血渗出性胃炎者 1 例。穆进军等进行动物实验表明，吸入高浓度 DMF 气体可引起胃黏膜充血、出血、糜烂等病变，胃黏膜损害程度随染毒剂量增加而趋于严重，并具有剂量-效应关系。DMF 中毒胃肠道损害在胃镜下大部分表现以急性糜烂性胃炎为主，其次为急性浅表性胃炎。个别文献报道 DMF 中毒伴腹痛的患者消化道钡餐检查有胃扭转表现。

如上所述腹痛是 DMF 中毒的常见表现，但由于腹痛是一种主观症状，对其程度及转归情况难于客观界定。而在胃肠损害中胃炎是一种病理状态，是指胃黏膜对各种损伤的炎症反应过程，通常包括上皮损伤、黏膜炎症反应和上皮再生三个过程。由于其病因、病理改变、临床表现不一，迄今为止，胃炎的分类和命名仍未统一。目前，胃镜检查对胃炎的诊断及鉴别诊断具有决定性意义。根据悉尼内镜分类法将胃炎分为 7 种：①红斑/渗出性胃炎，镜下有点片状红斑，黏膜细颗粒状，光泽消失，伴有点状渗出，有时可见轻度的脆性增加，多发生于胃窦部，也可以是全胃炎，可以分为轻度、中度、重度三级。②平坦糜烂性胃炎，病变以平坦性糜烂为主，主要在胃窦部，也可发生于全胃。病变可被一层渗出物覆盖，有时沿着皱襞出现条状糜烂和灶性红斑，可以分为轻度、中度、重度三级。③隆起糜烂性胃炎，病变以隆起型糜烂为主。根据病变的数目可分为轻度、中度、重度三级。④胃炎伴萎缩，在少量充气时，可见黏膜血管显露，皱襞变平甚至消失，可能见到灰白色斑状肠化。可根据血管透见的情况分为轻度、中度、重度三级。⑤出血性胃炎，特点为黏膜上有点状瘀斑或渗血。一般按出血斑的多少分级。⑥胃肠反流性胃炎，皱襞有红斑、水肿，胃腔内有胆汁，幽门口附近黏膜呈牛肉样红色，皱襞明显水肿，甚至呈息肉样。也可按轻度、中度、重度分级。⑦粗大皱襞性胃炎，皱襞明显粗大，充气不能展平。Menetrier 病有大量黏液；胃泌素瘤可见胃小区显著，胃腔内有大量稀薄分泌物；高分泌性肥厚性胃炎有肥厚的皱襞，表面失去光泽及不规则的色素脱失。本组资料中的病例主要表现为此 7 种中的红斑/渗出性胃炎、平坦糜烂性胃炎、隆起糜烂性胃炎、出血性胃炎。目前，胃镜检查已广泛应用于临床，本组资料显示胃镜下表现以急性糜烂性胃炎为主，占 37.2%，急性糜烂性胃炎伴点状出血占 9.9%，急性浅表性胃炎占 24%。由于浅表性胃炎在普通人群中亦常见，病因较多，不具有特异性，因此本标准将胃镜检查中的急性糜烂性胃炎和急性出血性胃炎纳入诊断分级的指标，同时临床资料显示便潜血试验阳性者 48 例，占 4.8%，因此如腹痛伴有大便潜血阳性可作为出血性胃肠炎的诊断依据，纳入诊断分级的指标。

此次修订将 DMF 引起的肝损害作为诊断依据的主线并作为诊断分级的指标，与肝脏毒物引起的中毒性肝病的诊断及分级相一致。同时，将胃肠的症状体征纳入分级指标中，参考《职业性急性化学物中毒的诊断（总则）》（GBZ 71）的诊断及分级标准，将诊断分级标准修订为符合轻度肝功能损害合并急性糜烂性胃炎或急性出血性胃肠炎的患者，诊断为中度 DMF 中毒；如肝功能损害符合中度肝功能损害合并急性糜烂性胃炎或急性出血性胃肠炎的患者，诊断为重度 DMF 中毒。

三、正确使用本标准的说明

（一）适用范围

（1）《职业性急性二甲基甲酰胺的诊断》（GBZ 85—2014）适用于职业活动中接触二甲基甲酰胺引起急性中毒的诊断和处理。

（2）二甲基乙酰胺在化学结构和理化性质上与二甲基甲酰胺类似，两者均易通过皮肤和呼吸道吸收，对人体造成相似的临床损害。职业性接触二甲基乙酰胺所引起的急性中毒的诊断及处理可参照本标准。

（二）接触反应

接触反应是指具有下列一项者：①接触后出现恶心、食欲缺乏、头晕等症状，腹部无阳性体征，肝功能检查无异常；②接触后皮肤、黏膜出现灼痛、胀痛、麻木等刺激症状。一般在脱离接触后48h内症状减轻或消失。接触反应不属于中毒。

（三）临床特征

（1）职业性急性二甲基甲酰胺中毒的临床特点，是以消化系统尤其是肝脏损害为主，可伴有急性糜烂性胃炎或急性出血性胃肠炎，皮肤直接接触可出现皮肤黏膜刺激症状和体征。

（2）职业性二甲基甲酰胺中毒以亚急性发病较为常见，起病隐匿，多在接触二甲基甲酰胺14～60d出现乏力、食欲缺乏、肝功能异常等为主的临床表现，根据GBZ 71，亚急性二甲基甲酰胺中毒的诊断和处理可参照本标准执行。

（3）本标准所指急性糜烂性胃炎，强调的是短期内接触较大量二甲基甲酰胺后出现的恶心、呕吐、腹胀、腹痛等症状，其中腹痛尤为突出，上消化道经内镜检查，镜下表现为弥漫性或局限性的黏膜充血、水肿，糜烂。急性出血性胃肠炎是指短期内接触较大量二甲基甲酰胺后出现的腹部剧烈灼痛或绞痛，多在上腹部及脐周，亦可遍及全腹部，上腹部及脐周可有压痛，无反跳痛和肌紧张。实验室检查可见便潜血试验阳性，上消化道经内镜或肠镜检查后镜下表现为点状或簇状出血。建议此类患者做急诊消化道内镜检查，以便诊断和鉴别诊断。

（四）处理

（1）急性二甲基甲酰胺引起的肝损害的治疗可参考GBZ 59。

（2）皮肤、黏膜污染时应用清水冲洗，不能用碱性液冲洗，以免产生二甲胺。皮肤灼伤者按GBZ 51处理。

（张雪涛）

参 考 文 献

黎明，李卫，陆平言. 2009. 二甲基甲酰胺灼伤 28 例临床分析. 中国临床医学，16（3）：486-489.

刘薇薇，江朝强，黄荣华，等. 2001. 两起职业性急性二甲基甲酰胺中毒事故分析. 中国工业医学杂志，14（2）：80-82.

寿卫国，周连芳，吴国华，等. 2010. 二甲基乙酰胺对作业工人肝脏的损害效应. 中华劳动卫生职业病杂志，28（11）：836-838.

孙振波. 2003. DMF 中毒致胃扭转 3 例分析. 中国误诊学杂志，3（4）：611.

肖雄斌. 2004. 四例急性二甲基甲酰胺中毒临床分析. 武汉预防医学杂志，15（4）：53

杨凤，贾晓东. 2001. 二甲基乙酰胺的毒性特点与职业危害研究进展. 环境与职业医学，28（11）：701-703.

杨水莲，周蓓颖，江朝强，等. 2001. 职业性急性二甲基甲酰胺中毒的临床分析. 中国工业医学杂志，14（2）：202-204.

张亮，刘芳君. 2011. 2 例二甲基乙酰胺致急性肝病的分析报告. 华南预防医学，37（2）：52-54.

郑步云，王明龙，孙扣红，等. 2010. 一例疑似职业性二甲基乙酰胺中毒的调查分析. 职业卫生与应急救援，28（5）：259-260.

Glkennedy JR. 2001. Biological effects of acetamide, formamide, and their mono and dimethyl derivatives: an update. Crit Rev Toxicol, 31（2）：139-222.

He J, Wang P, Zhu JQ, et al. 2010. Role of urinary biomarkers of N, N- dimethylformanide in the early detection of hepatic injury among occupational exposed workers. Int Arch Occup Environ Health, 83（4）：399-406.

Jr KG, Sherman H. 1986. Acute and subchronic toxicity of dimethylformamide and dimethyl-acetamide following various routes of administration. Drug Chem Toxicol, 9：147-170.

Jung SJ, Lee CY, Kim SA, et al. 2007. Dimethylacetamide-induced hepatic injuries among spandex fibre workers. Clin Toxicol（Phila），45（5）：435-439.

Lee CY, Ha BG. 2006. Incidence of dimethylacetamide induced hepatic injury among new employees in a cohort of elastane fibre Workers. Occup Environ Med, 63（10）：688-693.

附录1 《职业病诊断通则》

1 范围

本标准规定了职业病诊断的基本原则和通用要求。

本标准适用于指导国家公布的《职业病分类和目录》中职业病（包括开放性条款）的诊断。

本标准不适用于职业性放射性疾病的诊断。

2 职业病诊断的基本原则

职业病诊断应根据劳动者的职业病危害因素接触史和工作场所职业病危害因素情况，以其临床表现及相应的辅助检查结果为主要依据，按照循证医学的要求进行综合分析，并排除其他类似疾病，做出诊断结论。

职业病诊断的实质是确定疾病与接触职业病危害因素之间的因果关系。判定疾病与接触职业病危害因素之间的因果关系，需要可靠的职业病危害因素接触资料、毒理学资料及疾病的临床资料。

3 职业病诊断通用要求

3.1 疾病认定原则

3.1.1 疾病是指在病因作用下机体出现自稳调节紊乱，并引发一系列代谢、功能或结构变化的异常状态，其临床表现和相应的辅助检查是判定有无疾病及其严重程度的主要依据。

3.1.2 应遵照循证医学的要求做好诊断与鉴别诊断。

3.2 职业病危害因素判定原则

3.2.1 根据生产工艺、工作场所职业病危害因素检测等资料，判定工作场所是否存在职业病危害因素及其种类和名称。

3.2.2 依据劳动者接触工作场所职业病危害因素的时间和方式、职业病危害因素的浓度（强度），参考工作场所工程防护和个人防护等情况，判断劳动者可能的累积接触水平。

3.2.3 应将工作场所职业病危害因素检测结果及生物监测结果与工作场所有害因素职业接触限值进行比较，并估计机体接触职业病危害因素的程度。

3.3 因果关系判定原则

3.3.1 时序性原则

职业病一定是发生在接触职业病危害因素之后，并符合致病因素所致疾病的生物学潜伏期和潜隐期的客观规律。

3.3.2 生物学合理性原则

职业病危害因素与职业病的发生存在生物学上的合理性，即职业病危害因素的理化特性、毒理学资料或其他特性能证实该因素可导致相应疾病，且疾病的表现与该因素的健康效应一致。

3.3.3 生物学特异性原则

职业病危害因素与职业病的发生存在生物学上的特异性，即特定的职业病危害因素通过引起特定靶器官的病理损害而致病，多累及一个靶器官或以一个靶器官为主。

3.3.4 生物学梯度原则

多数职业病与职业病危害因素接触之间存在剂量-效应和（或）剂量-反应关系，即接触的职业病危害因素应达到一定水平才可能引起疾病的发生；接触水平越高、接触时间越长，疾病的发病率越高或病情越严重。职业病危害因素对疾病的发生、发展影响越大，疾病与接触之间因果关系的可能性就越大。

3.3.5 可干预性原则

对接触的职业病危害因素采取干预措施，可有效地防止职业病的发生、延缓疾病的进展或使疾病向着好的方向转归。如消除或减少工作场所或职业活动中的职业病危害因素，可预防和控制相应疾病的发生或降低发病率，许多职业病在脱离原工作场所后，经积极治疗，疾病可好转、减轻甚至消失。

4 正确使用本标准的说明

参见附录 A。

附录 A

（资料性附录）

A.1 正确使用本标准的说明

对不同系统或靶器官的疾病认定时，可会同相应的临床（专科）医师做出诊断，以保证疾病临床诊断的科学性和正确性。

A.2 个体累积接触量分为外累积接触量和内累积接触量。外累积接触量主要决定于工作场所职业病危害因素的浓度（强度）和接触时间。内累积接触量是指有害物质进入人体的累积剂量，是在外剂量的基础上考虑有害物质进入人体的途径、吸收系数及代谢等因素。工作场所职业病危害因素可能是一种，也可能是几种混合存在，在考虑累积接触量时，应考虑混合接触的交互作用。

A.3 职业病危害因素能否引起职业病决定于劳动者的接触水平，只有达到一定接触水平才可能引起疾病的发生，尤其是化学毒物。对于致敏物，个体一旦致敏，只要发生接触就可能引起过敏性疾病。

A.4 迟发性职业病是指脱离职业病危害因素接触后仍可能发生的职业病。多数情况下，脱离接触职业病危害因素后不再发生职业病，但一些具有慢性毒性的化学物质，其健康损害效应是个累积的过程，故脱离接触后若干时间后仍可能发病，如矿物性无机粉尘、镉、铍等所致职业病。

A.5 流行病学在职业医学中主要用于研究职业接触和疾病之间的因果关系、识别新的职业病危害因素、研究职业病及职业相关疾病的发生和分布规律、研究职业病危害因素和疾病之间的剂量-效应关系，故职业流行病学资料对个体职业病的识别和判定也具有重要参考价值。

A.6 职业健康监护是通过定期或不定期的医学健康检查和健康相关资料的收集，连续性地监测劳动者的健康状况，分析劳动者健康变化与所接触的职业病危害因素的关系。连续性的职业健康监护资料可为疾病的发生、发展、转归和因果关系的判定提供科学的基础资料。

A.7 根据循证医学的原理，鉴别诊断是任何临床疾病诊断的基本程序。为提高职业病诊断的正确性，应根据循证医学的原理做好鉴别诊断，其主要内容包括：

a）不同病因的鉴别。同一种疾病可能会由多种病因引起，而职业病危害因素仅是其中之一。在职业病诊断时应针对具体个体分析究竟是那种病因引起。至少应依据职业病危害因素接触情况，按照职业病诊断的基本原则，明确该病是否由职业接触引起。

b）许多疾病的病因是不完全明确的，而职业病危害因素可能是引起该疾病的病因之一。在这种情况下，应根据职业病危害因素判定原则和因果关系判定原则，主要是生物学梯度原则和职业病诊断标准的要求，明确该病是否由于接触职业病危害因素所致。不是职业接触引起的、病因不明的疾病不是职业病。

c）职业病应与环境污染或其他非职业性接触因素所引起的疾病相鉴别。

附录 2　职业病分类和目录

一、职业性尘肺病及其他呼吸系统疾病

（一）尘肺病

1. 矽肺
2. 煤工尘肺
3. 石墨尘肺
4. 碳黑尘肺
5. 石棉肺
6. 滑石尘肺
7. 水泥尘肺
8. 云母尘肺
9. 陶工尘肺
10. 铝尘肺
11. 电焊工尘肺
12. 铸工尘肺
13. 根据《尘肺病诊断标准》和《尘肺病理诊断标准》可以诊断的其他尘肺病

（二）其他呼吸系统疾病

1. 过敏性肺炎
2. 棉尘病
3. 哮喘
4. 金属及其化合物粉尘肺沉着病（锡、铁、锑、钡及其化合物等）
5. 刺激性化学物所致慢性阻塞性肺疾病
6. 硬金属肺病

二、职业性皮肤病

1. 接触性皮炎
2. 光接触性皮炎（原光接触性皮炎）
3. 电光性皮炎
4. 黑变病
5. 痤疮
6. 溃疡
7. 化学性皮肤灼伤
8. 白斑
9. 根据《职业性皮肤病的诊断总则》可以诊断的其他职业性皮肤病

三、职业性眼病

1. 化学性眼部灼伤
2. 电光性眼炎
3. 白内障（含放射性白内障、三硝基甲苯白内障）

四、职业性耳鼻喉口腔疾病

1. 噪声聋
2. 铬鼻病
3. 牙酸蚀病
4. 爆震聋

五、职业性化学中毒

1. 铅及其化合物中毒（不包括四乙基铅）
2. 汞及其化合物中毒
3. 锰及其化合物中毒
4. 镉及其化合物中毒

5. 铍病

6. 铊及其化合物中毒

7. 钡及其化合物中毒

8. 钒及其化合物中毒

9. 磷及其化合物中毒

10. 砷及其化合物中毒

11. 铀及其化合物中毒

12. 砷化氢中毒

13. 氯气中毒

14. 二氧化硫中毒

15. 光气中毒

16. 氨中毒

17. 偏二甲基肼中毒

18. 氮氧化合物中毒

19. 一氧化碳中毒

20. 二硫化碳中毒

21. 硫化氢中毒

22. 磷化氢、磷化锌、磷化铝中毒

23. 氟及其无机化合物中毒

24. 氰及腈类化合物中毒

25. 四乙基铅中毒

26. 有机锡中毒

27. 羰基镍中毒

28. 苯中毒

29. 甲苯中毒

30. 二甲苯中毒

31. 正己烷中毒

32. 汽油中毒

33. 一甲胺中毒

34. 有机氟聚合物单体及其热裂解物中毒

35. 二氯乙烷中毒

36. 四氯化碳中毒

37. 氯乙烯中毒

38. 三氯乙烯中毒

39. 氯丙烯中毒

40. 氯丁二烯中毒

41. 苯的氨基及硝基化合物（不包括三硝基甲苯）中毒

42. 三硝基甲苯中毒

43. 甲醇中毒

44. 酚中毒

45. 五氯酚（钠）中毒

46. 甲醛中毒

47. 硫酸二甲酯中毒

48. 丙烯酰胺中毒

49. 二甲基甲酰胺中毒

50. 有机磷中毒

51. 氨基甲酸酯类中毒

52. 杀虫脒中毒

53. 溴甲烷中毒

54. 拟除虫菊酯类中毒

55. 铟及其化合物中毒

56. 溴丙烷中毒

57. 碘甲烷中毒

58. 氯乙酸中毒

59. 环氧乙烷中毒

60. 上述条目未提及的与职业有害因素接触之间存在直接因果联系的其他化学中毒

六、物理因素所致职业病

1. 中暑

2. 减压病

3. 高原病

4. 航空病

5. 手臂振动病

6. 激光所致眼（角膜、晶状体、视网膜）损伤

7. 冻伤

七、职业性放射性疾病

1. 外照射急性放射病

2. 外照射亚急性放射病

3. 外照射慢性放射病

4. 内照射放射病

5. 放射性皮肤疾病

6. 放射性肿瘤（含矿工高氡暴露所致肺癌）

7. 放射性骨损伤

8. 放射性甲状腺疾病

9. 放射性性腺疾病

10. 放射复合伤

11. 根据《职业性放射性疾病诊断标准（总则）》可以诊断的其他放射性损伤

八、职业性传染病

1. 炭疽

2. 森林脑炎

3. 布鲁菌病

4. 艾滋病（限于医疗卫生人员及人民警察）

5. 莱姆病

九、职业性肿瘤

1. 石棉所致肺癌、间皮瘤

2. 联苯胺所致膀胱癌

3. 苯所致白血病

4. 氯甲醚、双氯甲醚所致肺癌

5. 砷及其化合物所致肺癌、皮肤癌

6. 氯乙烯所致肝血管肉瘤

7. 焦炉逸散物所致肺癌（焦炉工人肺癌）

8. 六价铬化合物所致肺癌（铬酸盐制造业工人肺癌）

9. 毛沸石所致肺癌、胸膜间皮瘤

10. 煤焦油、煤焦油沥青、石油沥青所致皮肤癌

11. β-萘胺所致膀胱癌

十、其他职业病

1. 金属烟热

2. 滑囊炎（限于井下工人）（原煤矿井下工人滑囊炎）

3. 股静脉血栓综合征、股动脉闭塞症或淋巴管闭塞症（限于刮研作业人员）

附录 3　现行职业病诊断标准

序号	标准编号	标准名称
1	GBZ3—2006	职业性慢性锰中毒诊断标准
2	GBZ4—2002	职业性慢性二硫化碳中毒诊断标准
3	GBZ5—2016	职业性氟及其无机化合物中毒的诊断
4	GBZ6—2002	职业性慢性氯丙烯中毒诊断标准
5	GBZ7—2014	职业性手臂振动病的诊断
6	GBZ8—2002	职业性急性有机磷杀虫剂中毒诊断标准
7	GBZ9—2002	职业性电光性眼炎（紫外线角膜结膜炎）诊断标准
8	GBZ10—2002	职业性急性溴甲烷中毒诊断标准
9	GBZ11—2014	职业性急性磷化氢中毒的诊断
10	GBZ12—2014	职业性铬鼻病的诊断
11	GBZ13—2016	职业性急性丙烯腈中毒的诊断
12	GBZ14—2015	职业性急性氨中毒的诊断
13	GBZ15—2002	职业性急性氮氧化物中毒诊断标准
14	GBZ16—2014	职业性急性甲苯中毒的诊断
15	GBZ17—2015	职业性镉中毒的诊断
16	GBZ18—2013	职业性皮肤病的诊断（总则）
17	GBZ19—2002	职业性电光性皮炎诊断标准
18	GBZ20—2002	职业性接触性皮炎诊断标准
19	GBZ21—2006	职业性光接触性皮炎诊断标准
20	GBZ22—2002	职业性黑变病诊断标准
21	GBZ23—2002	职业性急性一氧化碳中毒诊断标准
22	GBZ24—2006	职业性减压病诊断标准
23	GBZ25—2014	职业性尘肺病的病理诊断
24	GBZ26—2007	职业性急性三烷基锡中毒诊断标准
25	GBZ27—2002	职业性溶剂汽油中毒诊断标准
26	GBZ28—2010	职业性急性羰基镍中毒诊断标准
27	GBZ29—2011	职业性急性光气中毒的诊断

续表

序号	标准编号	标准名称
28	GBZ30—2015	职业性急性苯的氨基、硝基化合物（不包括三硝基甲苯）中毒的诊断
29	GBZ31—2002	职业性急性硫化氢中毒诊断标准
30	GBZ32—2002	职业性氯丁二烯中毒的诊断
31	GBZ33—2002	职业性急性甲醛中毒诊断标准
32	GBZ34—2002	职业性急性五氯酚中毒诊断标准
33	GBZ35—2010	职业性白内障诊断标准
34	GBZ36—2015	职业性急性四乙基铅中毒的诊断
35	GBZ37—2015	职业性慢性铅中毒的诊断
36	GBZ38—2006	职业性急性三氯乙烯中毒诊断标准
37	GBZ39—2016	职业性急性1，2-二氯乙烷中毒的诊断
38	GBZ40—2002	职业性急性硫酸二甲酯中毒诊断标准
39	GBZ41—2002	职业性中暑诊断标准
40	GBZ42—2002	职业性急性四氯化碳中毒的诊断
41	GBZ43—2002	职业性急性拟除虫菊酯中毒诊断标准
42	GBZ44—2016	职业性急性砷化氢中毒诊断标准
43	GBZ45—2010	职业性慢性三硝基甲苯白内障诊断标准
44	GBZ46—2002	职业性急性杀虫脒中毒的诊断
45	GBZ47—2016	职业性急性钒中毒诊断标准
46	GBZ48—2002	金属烟热诊断标准
47	GBZ49—2014	职业性噪声聋的诊断
48	GBZ50—2002	职业性丙烯酰胺中毒的诊断
49	GBZ51—2009	职业性化学性皮肤灼伤诊断标准
50	GBZ52—2002	职业性急性氨基甲酸酯杀虫剂中毒诊断标准
51	GBZ53—2002	职业性急性甲醇中毒诊断标准
52	GBZ54—2002	职业性化学性眼灼伤诊断标准
53	GBZ55—2002	职业性痤疮诊断标准
54	GBZ56—2016	职业性棉尘病的诊断
55	GBZ57—2008	职业性哮喘诊断标准
56	GBZ58—2014	职业性急性二氧化硫中毒的诊断
57	GBZ59—2010	职业性中毒性肝病诊断标准

序号	标准编号	标准名称
58	GBZ60—2014	职业性过敏性肺炎的诊断
59	GBZ61—2015	职业性牙酸蚀病的诊断
60	GBZ62—2002	职业性皮肤溃疡诊断标准
61	GBZ63—2002	职业性急性钡中毒诊断标准
62	GBZ65—2002	职业性急性氯气中毒诊断标准
63	GBZ66—2002	职业性急性有机氟中毒诊断标准
64	GBZ67—2015	职业性铍病的诊断
65	GBZ68—2013	职业性苯中毒的诊断
66	GBZ69—2011	职业性慢性三硝基甲苯中毒的诊断
67	GBZ70—2015	职业性尘肺病的诊断
68	GBZ71—2013	职业性急性化学物中毒的诊断（总则）
69	GBZ72—2002	职业性急性隐匿式化学物中毒诊断规则
70	GBZ73—2009	职业性急性化学物中毒性呼吸系统疾病诊断标准
71	GBZ74—2009	职业性急性化学物中毒性心脏病诊断标准
72	GBZ75—2010	职业性急性化学物中毒性血液系统疾病诊断标准
73	GBZ76—2002	职业性急性化学物中毒性神经系统疾病诊断标准
74	GBZ77—2002	职业性急性化学物中毒性多器官功能损害综合征诊断标准
75	GBZ78—2010	职业性急性化学源性猝死诊断标准
76	GBZ79—2013	职业性急性中毒性肾病的诊断
77	GBZ80—2002	职业性急性一甲胺中毒诊断标准
78	GBZ81—2002	职业性磷中毒诊断标准
79	GBZ82—2002	煤矿井下工人滑囊炎诊断标准
80	GBZ83—2013	职业性砷中毒的诊断
81	GBZ84—2002	职业性慢性正己烷中毒诊断标准
82	GBZ85—2014	职业性急性二甲基甲酰胺中毒的诊断
83	GBZ86—2002	职业性急性偏二甲基肼中毒诊断标准
84	GBZ88—2002	职业性森林脑炎诊断标准
85	GBZ89—2007	职业性汞中毒诊断标准
86	GBZ90—2002	职业性氯乙烯中毒诊断标准
87	GBZ91—2008	职业性急性酚中毒诊断标准

续表

序号	标准编号	标准名称
88	GBZ92—2008	职业性高原病诊断标准
89	GBZ93—2010	职业性航空病诊断标准
90	GBZ94—2014	职业性肿瘤的诊断
91	GBZ/T157—2009	职业病诊断名词术语
92	GBZ185—2006	职业性三氯乙烯药疹样皮炎诊断标准
93	GBZ188—2014	职业健康监护技术规范
94	GBZ209—2008	职业性急性氰化物中毒诊断标准
95	GBZ/T218—2009	职业病诊断标准编写指南
96	GBZ226—2010	职业性铊中毒诊断标准（原64，87）
97	GBZ227—2010	职业性传染病诊断标准
98	GBZ/T228—2010	职业性急性化学物中毒后遗症诊断标准
99	GBZ236—2011	职业性白斑的诊断
100	GBZ/T237—2011	职业性刺激性化学物致慢性阻塞性肺疾病的诊断
101	GBZ/T238—2011	职业性爆震聋的诊断
102	GBZ239—2011	职业性急性氯乙酸中毒的诊断
103	GBZ 245—2013	职业性急性环氧乙烷中毒的诊断
104	GBZ246—2013	职业性急性百草枯中毒的诊断
105	GBZ/T 247—2013	职业性慢性化学物中毒性周围神经病的诊断
106	GBZ258—2014	职业性急性碘甲烷中毒的诊断
107	GBZ/T260—2014	职业禁忌证界定导则
108	GBZ/T265—2014	职业病诊断通则
109	GBZ267—2015	职业病诊断文书书写规范
110	GBZ278—2016	职业性冻伤的诊断